「グループ」という方法

武井麻子
日本赤十字看護大学名誉教授

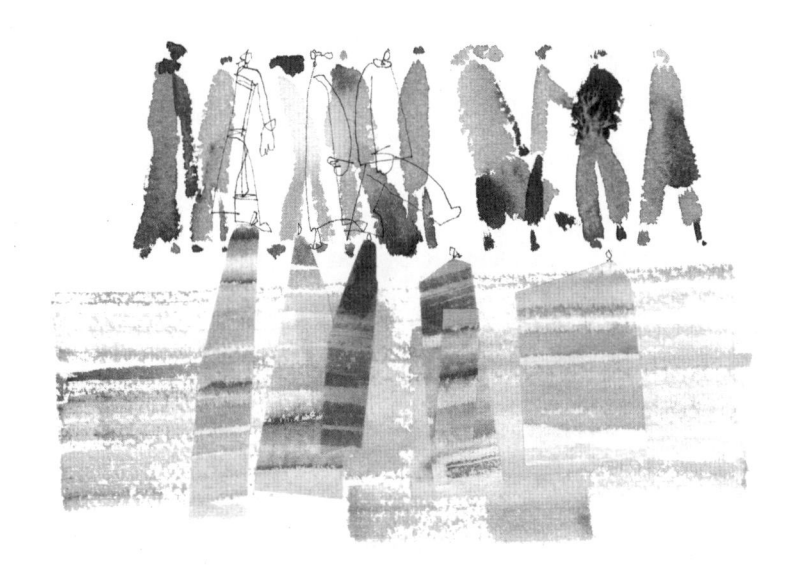

医学書院

「グループ」という方法

発　　行	2002年 3 月15日　第 1 版第 1 刷ⓒ
	2018年10月15日　第 1 版第 9 刷

著　者　武井麻子
　　　　たけ　い　あさ　こ

発行者　株式会社　医学書院
　　　　代表取締役　金原　俊
　　　　〒113-8719　東京都文京区本郷 1-28-23
　　　　電話　03-3817-5600(社内案内)

印刷・製本　三報社印刷

本書の複製権・翻訳権・上映権・譲渡権・貸与権・公衆送信権(送信可能化権を含む)は株式会社医学書院が保有します.

ISBN978-4-260-33193-7

本書を無断で複製する行為(複写,スキャン,デジタルデータ化など)は,「私的使用のための複製」など著作権法上の限られた例外を除き禁じられています.大学,病院,診療所,企業などにおいて,業務上使用する目的(診療,研究活動を含む)で上記の行為を行うことは,その使用範囲が内部的であっても,私的使用には該当せず,違法です.また私的使用に該当する場合であっても,代行業者等の第三者に依頼して上記の行為を行うことは違法となります.

JCOPY 〈出版者著作権管理機構　委託出版物〉

本書の無断複製は著作権法上での例外を除き禁じられています.複製される場合は,そのつど事前に,出版者著作権管理機構(電話 03-3513-6969,FAX 03-3513-6979,info@jcopy.or.jp)の許諾を得てください.

CONTENTS

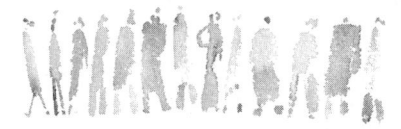

1 グループワーク，その前に ──────────1
グループワークに苦しめられる学生たち　1
学生たちのグループ体験　3
実習の場でのもう1つのグループ　4
看護師の集団に対する態度　4
わが国の精神科看護の歴史にみるグループワーク　5
患者の個別性を無視した生活療法への批判　6
集団が好きな日本人　8
日本人の身に沁み付いた集団行動　8
集団行動に潜む全体主義の危険性　10
集団管理への反省から生まれた個別看護の落とし穴　10
看護にとってのグループワークの重要性　11
グループワークは個人から出発する　11

2 グループワークとは何か ──────────12
方法としてのグループワーク　12
グループワークの目的とかたち　13
セルフヘルプ・グループというグループワーク　14
グループワークとしてのSST　14
SSTのベースにはグループワークがある　16
グループワークの2つの課題　16
グループワークの本質は，みえない人間同士の交流のなかにある　17
アイデンティティ・ゲームとしての仲間作り　18
グループワークと戦争　19
今，なぜグループワークなのか　21

3 グループのちから ──────────22
グループは不安を呼び覚ます？　22
グループは人を変える？　23
集団の心理は野蛮な心理？　23

まとまろうとする集団のちから　24
グループは薬にもなる？　25
グループワークは人を健康にする？　26
グループ・サイコセラピーは内科で始まった　27
グループの治療的因子　28
グループでの感情体験　29
まとまりのあるグループは良いグループか　32
グループには極端に走る傾向がある　32

④ グループの雰囲気 ———————————————— 34

雰囲気を感じ取るとき　34
全体としてのグループと雰囲気　35
作業グループと基本仮定グループ　36
グループの雰囲気を読むのは難しい　37
グループの雰囲気は話題と一致するわけではない　37
明るい雰囲気へのスタッフのこだわり　39
分裂病患者のグループの雰囲気　40
患者は雰囲気を感じている　41
患者をつながりのなかで理解する　42
患者たちの隠された対人交流能力　44
とにかく始めてみよう　45

⑤ グループの大きさ ———————————————— 46

対人訓練としての体験グループ　46
"氷を割る"　47
グループの大きさと緊張の度合い　48
グループの大きさの違いを体験してみる　48
グループが小さくなっていくと　49
「話す人」「話さない人」　49
グループの大きさが相互交流の質に影響する　50
グループとしてまとまりは危険と隣合わせ　52
グループの適切な大きさと枠組み　52

⑥ グループのバウンダリー ─────────── 54

グループにとってのバウンダリー　54
グループを始めよう　55
「この指とまれ」方式　56
グループに選ばれるという栄誉　56
グループは容器　57
グループのことはグループで解決する　58
メンバーの入れ替わりとグループの危機　59
グループの内と外　60
「参加すること」と「存在すること」　61

⑦ グループへの参加 ─────────── 63

病棟ミーティングが始まる　63
参加のスタイルを選び取る　65
隠れたくなる心理　65
何もない空間に映し出されるもの　66
スタッフが張り切る病棟行事　67
スタッフの役割と患者の役割　67
スタッフの存在感が治療的環境を作り出す　68
スタッフのいるべき位置　69
グループへの参加を恐れる看護師　70

⑧ グループを観察する ─────────── 72

シャーロック・ホームズの方法　72
グループを観察する方法　73
分割して観察する　74
観察が伝えるもの　75
耳がキャッチする情報　76
参加することと観察すること　77
聞くことと想像すること　77
観察の一方法としての共感　79
無意識的コミュニケーションの場としてのグループ　79
3点観察法のすすめ　80

⑨ グループのリーダー ——————————————81

グループ・リーダーという存在　81
リーダーとして期待される医師の立場　83
リーダーはだれでもよいか？　84
リーダーへの依存願望　84
リーダーに向けられる攻撃性　85
リーダーをサポートしようとする患者たち　86
ケンブリッジのコミュニティ・ミーティングでのコンフロンテーション　87
その人となりが表われるリーダーの反応　87
グループをエンターテイメントにしてしまうリーダー　88
コ・リーダーという存在　89
活動的グループワークのリーダー　90

⑩ グループの沈黙 ——————————————91

グループの最初の戸惑い　91
返事がないと…　92
無視される気持ちと「うつ」　93
グループの沈黙が恐いわけ　94
しゃべる人・しゃべらない人　95
グループの沈黙と文化の違い　95
英国での沈黙のグループ　96
日本人の沈黙　97
再び，沈黙のなかで　97

⑪ 統合失調症患者とグループ ——————————————99

初めての女子閉鎖病棟　99
女子病棟でのグループの難しさ　100
患者は話し合えないという偏見　101
統合失調症患者にグループは無理か　102
一対一の関係か，グループか　103
胎児のようになった患者　103
分裂病者とグループ　104
慢性患者のグループでの語り　105
急性期の患者にもグループは役立つ　106

ある日本の急性期病棟でのグループの例　107
　グループで話せるようになると　108

12　グループで語る ────────────────── 109
　グループで語ること　109
　語りのなかに表われてくるもの　110
　なぜ，自分の言葉を恐れるのだろうか　111
　自分の言葉で語ることは責任を引き受けること　111
　嫌われた反省会　112
　外傷体験とデブリーフィング・グループ　113
　生存者のグループに必要な配慮　114
　グループと治療者の成長　116
　語りかけるレッスン　117
　気を込めて，短くシンプルに話そう　118
　口下手の人の話し方　118
　グループでの呼吸法　119

13　グループとしての病棟 ───────────── 120
　生活に働きかける社会療法　120
　ケンブリッジ精神科リハビリテーション・システム（CPRS）　121
　ホステル病棟の患者たち　122
　コミュニティ・ミーティングを始める　123
　すべての精神病院は治療共同体でなければならない　123
　治療共同体の思想　124
　コミュニティ・ミーティングで話し合われること　124
　ミーティングは決めることが目的ではない　125
　「問題」の背後にある気持ちについて話し合う　126
　コンフロンテーションと責任　127
　コンセンサスという決め方　128
　大グループとして病棟　129
　治療共同体の行方　130

14　グループ・マインド ──────────────── 132
　日々の生活のなかにあるグループワーク　132

忙しさに失われる看護師の創造性　133
看護師の責任と患者の責任　134
看護師の構え　134
グループでのオープン・スタンス　135
グループでのクローズド・スタンス　136
グループは開放化の前提　137
集団活動からグループワークへ　138

15　グループの記録 ―― 140
レビューで記録を書く　140
教育の場としてのレビュー　141
グループの記録が必要なわけ　142
何をどのように記録すればよいか　143
いつ記録すればよいか　143
記録はグループの歴史を刻む　144
器械による記録の方法　145

16　グループと家族 ―― 146
「ファミリー」という名のグループ　146
家族につきまとうステレオタイプなイメージ　147
人間関係の原点となる家族　148
「患者」という役割　149
グループに映し出される家族関係　150
針とお花畑　151
グループとしての家族面接　152

17　グループと教育 ―― 154
病院での大グループ　154
クラスという大グループ　154
ある授業での出来事　155
自己表現を恐れる学生たち　156
「うちらのグループ」　157
「うちらのグループ」と自己表現　158
自己表現には攻撃性が含まれている　159

グループワークでの教員の役割　160
　　実習カンファレンスで話し合われること　161
　　トレーニングのためのグループ　161
　　看護師がグループで話し合うことの難しさ　162

あとがき ──────────────────────165
文献・注釈 ─────────────────────168
　　グループについてもっと学びたい人のための参考図書（日本語文献のみ）　173
さくいん ──────────────────────175

表紙デザイン/菅谷貫太郎　イラスト/加藤由美子

1

グループワーク，その前に

　「グループワーク」という言葉を聞いて，うれしそうにする看護師を私はみたことがない．「何それ？」と怪訝な顔をする人ももちろんいるが，たいていは複雑な苦笑いを浮かべて「またか」というような，うんざりした表情を浮かべる．なかには露骨に嫌な顔をする人もいる．こうしたグループワークに対する看護師の反応は，どこからくるのだろうか．

グループワークに苦しめられる学生たち

　「グループワーク」という言葉へのネガティブな反応．それが学校や研修でさんざん「グループワーク」をやらされてきた結果だということを私が理解したのは，看護大学の教員になってからだった．私自身は正規の看護教育を受けておらず，看護教育のなかでグループワークというものがそれほど広く行われていることをまったく知らなかったのだ．

　私が初めてグループ[1]と出会ったのは，海上寮療養所（以下，海上寮と記す）という千葉県の海辺にある小さな精神病院に勤め始めたときだった．海上寮での実践については1冊の本[2]にまとめられている．英国でマックスウェル・ジョーンズやディビッド・クラークらのもとで治療共同体を学び，実践してこられた鈴木純一医師が院長となって以来，海上寮では毎日がグループワークといってもよく，個人療法よりもグループ療法という考え方が浸透していた．

けれども，当時，日本のほかの精神病院ではグループはあまり実践されておらず，マイナーな存在だった．また，私自身，最初のうちはグループに参加するのが苦痛で，緊張の連続だったが，それは私がグループに不慣れだったからで，ほかの看護師たちも同じようにグループワークの経験がないものと信じ込んでいたのだ．

　その後，短期大学に職場を移し，私は学生の教育にとってもグループワークは効果があるに違いないと思った．そこで，1人で担当していた老人看護実習や保健所実習のレビューを，学内で20人ほどのグループ形式で行ったり，授業でも数人の小グループに分かれて，調べてきたことをまとめて発表するという形式を取ったりした．教員が一方的に教えるよりは，学生たちが自分たちで学びあい教えあうほうがいいと思ったのだ．

　グループワークの成果はまずまずだった．思いがけず面白い発表をするグループもあったし，実習のレビューでは生き生きとした実習の体験を語ってくれる学生もいた．このことについてはある学会のシンポジウムで報告する機会があったが，そのときフロアから「何も新しいことはない．とっくにそんなことはやっている」という批判があった．私には意外だったが，「グループワーク」と称するものは結構行われていたのだった．

　けれども，私は学生たちの表情が今一つだったことに気づいていた．何かウラがあると思った．その後，現在の看護大学に移り，謝恩会で面白い歌を耳にすることになった．学生たちが余興で4年間の学生生活を替え歌にして歌い踊ったなかに，「グループワーク，グループワーク，グループワーク」とグループワークに明け暮れた毎日を皮肉った歌詞があった．そこで初めて，学生が山のようにグループワークを課せられていて，しかもそれがけっしてよい思い出になっているわけではないことを知ったのだった．「グループワークのおかげで人間関係がさんざんだった」という学生もいた．

学生たちのグループ体験

　グループワークを行う目的の1つには，人間関係の改善ということがある．なのに，どうしてこんなことになるのだろう．不思議に思って尋ねると，こんな事情が明らかになった．

　教師たちは学生たちに学んでほしいことが山のようにあるので，とにかくグループワークをさせたがる．1人だけならまだしも，何人もの教師がいっせいにグループワークをさせるとなると，学生はいくつものグループを掛け持ちすることになる．しかも，授業中にグループワークの時間をとってくれることはまずないので，放課後や休み時間をやりくりして行うしかない．そうなると，集まるだけでも一苦労．放課後はアルバイトやら，サークルやら，デートやらで，とにかくみんな忙しいのに．クラスが終わってまで授業に付き合わされるなんて…という気持ちがあるから，なおさら．

　結局集まってくるのは，まじめな——というより，要領よくズルを決め込むことのできない——学生ばかり．初めのうちこそ，サボってこない人に腹を立てていても，何度もやっていると，こない人は決まっていつもこないということがわかり，しまいには，だれもその人に期待しなくなる．そして期待されない人はますますこなくなるという悪循環．

　それでも集まれば，さあ，グループワークとなるわけだが，結局のところ，すべては分担．問題はだれがどこを受け持つかということだけ．それも，ジャンケンやアミダで決めてしまえば話は簡単．あとは割り当てられた分を1人でやるだけ．発表の前に一度でも打ち合わせができたらめっけもの．発表の場で，初めてお互いの資料をみることもある．そんな時にかぎって，これまでまともに顔をみせなかった人がちゃっかりまとめ役のような顔をして発表していたりして，まったく頭にくる．

　でも，これってほんとうに「グループワーク」なんだろうか？

実習の場でのもう1つのグループ

　もう1つ，学生のグループワークに対する態度を決定づけるのが，実習グループでの体験．病棟では学生の立場はけっこう辛いものがあるから，学生同士うまくやっていくしかない．しかも毎日カンファレンスをやるので，いやでもほかの学生の実習ぶりがみえてしまう．みえれば比較してしまうのが人情というもの．たいていほかの学生のほうが進んでいるようにみえる．でも，そこで落ち込んだり，うらやんだりしていることは，だれにも知られたくない．自分の気持ちにはふたをして，表向きは仲良しのふりをする．

　最悪なのは，顔をみたくないほど嫌いな相手と同じ実習グループになってしまうこと．先生は仲の悪いことを知っていてわざと同じグループにしたのか，と恨めしく思うこともある．カンファレンスともなると嫌な気持ちを抑えて，何食わぬ顔で話し合わなければならないから，まるで拷問のよう．早く終わらないかなあと時間ばかり気になる．

　しかも，たいていのカンファレンスは，各自がテーマを決めて調べてきたことを順番に発表するやり方だから，自分の受持ち患者のことで精一杯の学生としては，関係のないことまでは付き合いきれない．関心も湧かない．そんなときは眠気とのたたかいだ．

　先生はカンファレンスでは率直に自分の思ったことを話すのが大事というけれど，そんなことをしたらおしまい．1年以上付き合わなければならないのに．本当のことなんか言えるはずがある？

看護師の集団に対する態度

　こうして学生たちが学んでいくグループワークは，自分の気持ちをコントロールして，みんなに調子を合わせていく作業でしかない．つまり，グループワークとは，学習の能率をよくするための手段として義務的に課せられる厄介なもの，プロセスはともかく成果だけが求められるもの，なのだ．この結果，学生たちはとりあえず「グループワークをこなす」能力だけを身に付

けることになる．

　それに拍車をかけるのが，現場での看護師組織のあり方だ．看護師はよく「私たち看護師」という．1人ひとりの個性よりも集団としての統制や均質性を要求されていることを，当たり前のことのように受け入れている．ユニフォームも同じ．靴も同じ．髪型からアクセサリーに至るまで規則があり，「看護師らしい」スタイルでなければ，白い目でみられる．ファーストフードの店員ほどではないにせよ，患者に対する態度もみな同じでなければならないといわれる．これほどの均一性，同質性へのプレッシャーは，ほかの専門職にはまずないことだ．そして規則と上からの指示は絶対．統率が重んじられるのは，緊急事態に対応しなければならない前線の兵士と同じだ．こうして，学校で自分を殺して集団にあわせることを学んだ看護師は，臨床の場でさらに鍛えられていく．

　たしかに，看護師は1人で働いているわけではなく，チームとして交代勤務しながら働くので，ある程度は集団としてのまとまりや同質性が必要なのかもしれない．けれども，そのために犠牲にされているものは多い．どれほど多くの看護師が，職場での人間関係に疲れて辞めていくことか．集団でいながら，1人ひとりは孤立無援と感じているのだ．

わが国の精神科看護の歴史にみるグループワーク

　個人より集団を優先する態度がどのような弊害をもたらすか，私たちは精神科看護の歴史のなかにその例をみることができる．生活療法といわれるものだ．これは，わが国で看護師が体系的にグループワークに取り組んだ初めての例といってもよいだろう．

　生活療法とは，第二次世界大戦後，わが国の精神病院に広まった，長期入院の慢性化した精神分裂病*患者を対象とする看護師による働きかけのこと

---

*「精神分裂病」という名称は誤解を生むという理由で，専門家のあいだでは「統合失調症」という名称が新たに提唱されている．本書ではとりあえず旧来の名称を用いている．

だ．当時は向精神薬もまだ出始めたころで，治療といえば電気ショック療法やインシュリンショック療法などしかなかった時代だった．ロボトミー大脳切除術を施されて廃人のようになっていた患者も大勢いた．ほとんどの患者が退院の希望もないままに病棟に「沈殿」して入院生活を続けていた．

そんな状況のなかで看護師に科せられていた主な任務は，医療的処置の介助と患者の管理と世話だったが，生活療法という名のもとで，初めて看護のかかわりが治療として位置付けられることになった．生活指導，レクリエーション活動，作業療法が生活療法の3本柱だった．看護師たちは，患者に規則正しい生活を送らせるため，毎朝決まった時間に起床させ，洗面，着替え，身の回りの整理整頓，掃除，洗濯などを指導して行わせた．また，患者を自閉的で無為な状態に置かないために，作業やレクリエーションの集団活動が実施された．

当時はまだ作業療法士も制度化されておらず，担当の看護師が能力のある患者に営繕や農園，洗濯場，掃除，厨房などの作業をやらせていた．病棟外の作業ができない患者たちは病棟で当番や手内職にあけくれた．患者をいくつかのレベルに分け，自立度に応じたプログラムを作成して実施し，さらにはその効果について評価までしていたところもある．当時作成された指導指針をみると，今はやりのセルフケア尺度とそっくりなことに驚く[3]．

患者の個別性を無視した生活療法への批判

生活療法はめざましい効果をあげ，多くの患者が院外作業に従事するまでになり，退院にまでこぎつけるものも増えた．昭和30年代から40年代にかけて，生活療法は全国の精神病院で隆盛を誇ることになる．けれども，皮肉にもそれは，やがて起きた精神病院批判，反精神医学運動の1つの焦点ともなった．

生活療法が批判された一番の理由は，患者の人権無視ということにあった．患者の意思を無視して強制的に行われたこと，患者が無償で使役に使われたこと，さらには患者が個人としてではなく，集団として扱われ，1人ひとり

の個別性や主体性が無視されたことなどが指弾された．

　当時の精神医療の状況は悲惨なまでに貧しく，大勢の患者が大きな畳部屋に押し込まれ，病棟にはわずかな人数の看護師しかいなかった．そうした状況のなかで集団が管理の道具として使われたのだった．

　実際，治療的にみても生活療法の限界は明らかだった．院内の集団的プログラムにうまく適応した患者でも，いざ退院となると症状が悪化し，退院取りやめとなる者が続出し，社会復帰病棟には，いわゆる院内寛解状態の患者が沈殿していくことになった．幸運にも家庭に戻ったり，1人暮らしを始めた患者でも，なかなか社会生活に馴染めず，症状が再燃し，再入院してくるということがしばしば起きた．そうした患者は退院—再入院を繰り返すので，回転ドア症候群といわれるようになった．

　つまり，生活療法が私たちに教えてくれるのは，集団を使って患者を刺激したり動かしたりすることは可能だが，それは必ずしも治療的ではないということだ．集団で同じように行動することができるようになっても，それは必ずしも患者自身のもつ力を強めたり，成長させたりすることにはならないのだ．

院内寛解

　精神分裂病の場合，永続的にせよ，一時的にせよ，症状が軽快した状態を寛解と呼び，治癒という言葉を用いないのが通例である．おそらく再発があるので，完全な治癒はあり得ないと考えられているからだろう．また，院内では寛解状態となっても，いざ退院してみると，すぐに不適応を起こして症状の悪化や再発をきたしたり，閉鎖病棟から開放病棟に移ったとたんに具合が悪くなる人もいる．こうした人々の寛解状態を特別に院内寛解と呼ぶ．これは単に入院生活に適応した状態であって，真の寛解ではないと考えるからである．院内寛解の状態は，いわば施設が作り出した施設病（インスティテューショナリズム）でもある．

集団が好きな日本人

　個より集団を優先してしまう傾向があるのは何も看護師だけに限らない．日本人の集団主義については世界的にも有名だ．

　もう四半世紀も前の，私が大学院生だったころのことだが，1人でカリフォルニアの精神病院を見学に行き，向こうのスタッフにたいへん驚かれたことがあった．若い日本人女性がたった1人でやって来たからだ．日本人（しかも，たいていは中年の男性）は，いつも団体でやって来て，いっせいに写真を撮って嵐のように帰っていく，というのが向こうでの定評だった．今や世界中，どこへいっても日本の団体客に会わないところはない．

　また，英国で研修中にたまたま参加した1988年の国際精神看護学会では，スコットランドの看護師が日本のソニーの小集団を利用した生産性向上運動を引き合いに出して，精神病院におけるグループワークの効用をさかんに論じていた（このときフロアにいた，どうやらたいへんな日本嫌いと思われる年配のアメリカ人看護師が，激昂して壇上に駆け上がろうとして係員につまみ出されるというハプニングがあった）．

　このスコットランドの看護師の，主張の是非はともかく，日本人が集団で行動することを特別なことと思っていないのは確かだろう．1人ひとりに聞けば，案外「大勢の人は苦手」という意識をもっている人が少なくないのだが，それでも集団行動をさほど苦にしない．それが深く身に沁み付いた日本人の習性になっていることを，最近，私はスイスで身をもって認識することになった．

日本人の身に沁み付いた集団行動

　それはチューリッヒ郊外の歴史ある精神病院でのことだった．私は20人余りの日本人の仲間たちとともに，ファンタジーセラピーという名の，ダンス/ムーブメント療法と芸術療法と集団精神療法の3つを組み合わせたような治療法の研修に来ていた[4]．

最初のセッションでは、グループになってとんだり跳ねたり、身体を動かした。子どもに帰った気分になったところで、次のセッションでは、全員横になり、リラックスしておとぎ話を聞くことになった。スイス人のセラピストが、部屋の片隅に積んであったマットレスを敷いて、横になるようにと指示した。

　私たちは有能な日本人ぶりを発揮して、マットレスを1枚ずつ引き出す人、それを手渡す人、床に敷く人というふうに、即座に役割分担し、畳のように敷き詰めていく作業を開始した。ちょうど「バケツリレー」の要領で。するとそのときだ。セラピストが大声で「何をするの！」と叫んだ。

　私たちは何のことかわからず、ぽかんとしてしまった。なにやらセラピストはまくし立てていたが、どうやら、みんながいっせいに共同作業をし始めたことに仰天しているらしいということがわかった。そうではなく、1人ひとりが自分の好きなところにマットレスを敷いて、各自横になるように、ということのようだった。

　あとで聞いたところによると、今まで何年もこのセラピーをやってきて、このような行動に出たのは私たちが初めてだったという。私たちにしてみれば、最初にマットレスを畳のように敷き詰めてしまえば、その上で1人ひとりが自由に横になれるし、そのためにもっとも効率がいいのはバケツリレー方式という考えだった。

　といっても、べつにみんなでそう話し合ったわけではない。だれかがそういうふうに考えて行動に移したのを、ほかのメンバーが瞬時に察して、全員がそれに加わったのだ。まさに「あ・うん」の呼吸だった。こうした動きは私たちにとって何の苦労もなく、自然に出たものだったのだが、スイス人にとっては、予想もしない驚天動地の行動だったのだ。

　私たちはこの時、日本人の身体に深く沁み付いたものに、改めて気づかされたのだった。全体を見渡し、全体のために動くことが瞬時にできてしまう身体。しかも、そこには自分が集団のために奉仕しているとか、ましてや個を犠牲にしているといった意識はまったくない。それは、たいへんなことではないか？

集団行動に潜む全体主義の危険性

　考えてみれば，私たちは子どものころから集団生活に馴らされ，なじんでしまっている．学校では毎日が「起立，礼」に始まり，「起立，礼」で終わる．毎年の運動会や卒業式では，全員が一糸乱れず動けるようになるまで，何度も練習を繰り返す．そうして，オリンピックだろうが万博だろうが，たいてい見事にやってのけてしまうのが日本人だ．

　けれども，それが集団のなかで個人を生かす能力であるかどうかはまた，別の問題だ．たしかにあの時マットレスを敷き詰めてしまえば，1人ひとりはその上のどこででも好きに横になれた．だから個人の自由を犠牲にしたわけではないようにみえる．でも，よくよく考えてみると，それはあくまでも敷き詰めたマットレスの上での自由であって，その外にはみ出すことは考えられない．「あ・うん」の呼吸でバケツリレーに加わること．さして混乱なく団体旅行ができること．こうしたことの背後で，知らず知らずのうちに自分の行動が制限されていることに，私たちは気づいていない．

　外見的に見事なチームワークと，全体のために個を犠牲にする全体主義の危険性は，つねに隣り合わせにある．ナチスがプロパガンダのために，あの華麗にして壮大なベルリン・オリンピックを企画したことは有名な話だ．

集団管理への反省から生まれた個別看護の落とし穴

　一方，最近では，日本でも，業務担当制から個人担当制に切り替え，プライマリ・ナース制度を導入する動きが盛んだ．診療報酬制度がそれに拍車をかけている．

　けれども，現実をみると，プライマリ・ナースといっても名ばかりで，看護計画を立てる担当者というだけの存在だったり，単なる患者のこずかい管理やときどき会って話をする程度の係だったりする．にもかかわらず，その責任だけは大きく，患者に関する決定は何から何まで担当の看護師に押し付けられるような風潮もみえている．

プライマリというのは「たくさんのなかで一番の」あるいは「最初の」という意味であって、「たった1人の」という意味ではないのに、みんなで検討することも、相談することもできにくくなっているのだ．そして、何より重大なのはプライマリという名前のかげで、チームの機能が失われてしまっていることだ．責任を分かち合うことなど、これではほとんど不可能だ．

看護にとってのグループワークの重要性

　残念なのは、こうした個別看護への偏重が、本来、看護にとって不可欠な要素であるはずの、グループについての認識を低いものにしていることだ．チームワークとはグループワークそのものだ．前に述べたように、看護師はチームで働いている．そのチームのグループとしての特性を知ることによって、ある程度、自分たちの人間関係の難しさがどこからくるのか、どう対処すればよいのかを理解することができるだろうと私は考えている．

グループワークは個人から出発する

　生活療法といい、集団行動の巧みな日本人の特性といい、私たちは無意識のうちに自分を「みんな」という全体状況に沿わせてしまう傾向をもっている．集団のなかで個人が生かされる体験をすることもめったにない．
　最も肝心なことは、どんなグループワークもグループがはじめにあるのではないということだ．常に個人から出発する．グループはメンバー1人ひとりがつくりだしていくものなのだ．
　ただし、こういったからといって、それは集団か個か、チームか個別かといった二者択一を意味しているわけではない．たしかに個人あっての集団であるということは大切なことなのだが、集団がなくては個人もなりたたないというのも、事実だ．あらゆるグループワークは、常に全体と個のあいだの緊張をはらみながら、そのダイナミクスのなかで展開していく．

2 グループワークとは何か

「グループワークって何?」と改めて尋ねられると困ってしまう．人が集まって何かやることはぜんぶグループワークかといえば，「そうだ」ともいえるし，「そうではない」ともいえるからだ．会社の会議はグループワーク？ 入学式や卒業式はグループワーク？ 路上でたむろしている若者はグループワークをしているの？

方法としてのグループワーク

グループワークの定義を調べてみた．驚いたことに「グループワーク」という項目が，英語の辞書にも，日本語の辞書にも見当たらない．社会福祉や看護の分野ではお馴染みの言葉なのに．「ケースワーク」という言葉は，社会福祉の分野で使われる言葉としてたいていの辞書に載っているのだが．ということは，まずはグループワークという言葉そのものの説明からしなくてはならないのかもしれない．

グループワークとは，一般に複数の人間が集まって行う活動もしくはその活動形態のことを指す．つまり，人が集団で何かすれば，それがグループワークということになる．けれども，グループワークという以上，たまたま何人かが集まったというだけでは意味がない．グループで行うこと自体に意義があるものでなくてはならないのだ．

グループは，単に集まった人間の足し算ではない．後で述べるように，グ

ループには独特の力が働いて、そこに参加するメンバーに独特の作用を及ぼす。グループワークはそうしたグループの力を利用して行われる心理社会的介入の方法なのだ。面接（インタビュー）という方法が、単に話を聞き出すテクニックという意味を超えて、聞き手と話し手のあいだに意味ある相互作用を生じさせ、治療空間を作り出すのと同じだ。

グループワークの目的とかたち

　方法としてのグループワークはさまざまな目的で用いられている。1つは教育的な目的で、遊びやスポーツなどを通して、子どもたちの健全な仲間意識と社会性を育んでいくためのさまざまなグループワークがある。ボーイスカウトやガールスカウトなどの活動もその1つだ。

　第二に、グループのなかでの対人交流を通じて、対人関係の改善や人間的成長を図ることを目的としたグループワークがある。カール・ロジャーズの人間中心アプローチと呼ばれるエンカウンター・グループが代表的なものだ。同じようなグループワークが自己啓発セミナーなどで行われている。

　こうしたグループワークの仲間に、同じような問題に直面した人々やその家族などが集まり、癒し支えることを目的としたセルフヘルプ・グループがある。

　第三のタイプは、神経症やうつ、さらには精神分裂病といった精神疾患や心身症などの治療を目的として行われるグループワークだ。集団精神療法（グループ・サイコセラピー）やグループ・カウンセリングなどでは主としてグループでの言語を介した交流が、サイコドラマ（心理劇）やダンス／ムーブメント・セラピーなどでは主として表現活動が中心となるが、そのほかに、両者を統合したようなものにゲシュタルト療法というグループセラピーもある。

　さらに、グループワークは生活能力や社会性、自発性の回復などを目的としたリハビリテーションの方法としても用いられており、犯罪者や非行少年らの矯正や更生を目的としたグループワークもある。

第四には，上の目的を職業訓練の1つとして行うもので，さまざまな対人職種のトレーニングやチームワークの改善を目的として行われる感受性訓練やTグループと呼ばれるものがある．

　また，最近では，個人の変革という目的にとどまらず，組織開発やコミュニティ変革といった，より広汎な目的のためにも，グループワークが用いられるようになっている．そのほか，研究方法としてのグループ・インタビューなども広い意味でのグループワークといえるだろう．

セルフヘルプ・グループというグループワーク

　セルフヘルプ・グループのなかで，最も古く，代表的なものは，アルコール依存症者のためのAAだが，ほかにも摂食障害やうつ病などの精神障害から，癌や難病，吃音といった，医療では救われることのない，さまざまな問題をかかえた患者や家族のためのセルフヘルプ・グループが実践され，1970年代には「医療の静かな革命」とも呼ばれた．

　米国では，AA，シングル・マザーの会，同性愛者の会，ギャンブル嗜癖者の会，英語を母国語としない人々のグループなどを，1人でかけ持ちしている人もいるという．看護師も個別看護の一方で，患者や家族のグループワークを行い，セルフケアへ向けた援助を積極的に行っている．

　こうしたセルフヘルプ・グループの活動のなかから，伝統的な医学的知識をくつがえすような研究が生まれてきている．例えば，ベトナム帰還兵のセルフヘルプ・グループの活動から，心的外傷後ストレス障害（PTSD）のさきがけとなる概念が生まれ，さらにレイプや虐待の被害者にみられる解離の現象についての研究が進み，診断と治療の新たな枠組みを提供することになった[1-3]．

グループワークとしてのSST

　最近，わが国でも全国の精神科病棟やデイケアなどで，治療とリハビリ

テーションのためにグループワークが取り入れられるようになってきた．なかでもソーシャル・スキルズ・トレーニング (以下, SSTと略す)[4]と呼ばれる集団療法は，研修を受ければ看護師でも行え，しかも1994年に「入院精神技能訓練」として保険診療報酬の対象となったために，看護師が行う（もちろん他職種も行うが）公式のグループワークとしては例外的に，急速に普及することになった．病院から半ば強制的に研修に出された看護師の話もよく聞く．

SSTはグループをもちいた一種の認知行動療法といってよいだろう[5]．患者が自分で改善したい，あるいは達成したいと思う課題をまず選ぶことから始まる．例えば，母親や友人との関係をよくしたいとか，医師に薬のことで注文をつけたいとか．旅行に行きたいけれどどうしたらよいかというような課題の場合もある．

そこで課題を，実現できそうな小さなステップに分けてみる．例えば，旅行に行くには，まず書店でガイドブックを探すとか，旅行代理店に行ってパンフレットをもらってくるという課題が生まれる．そうした課題には，さまざまな対人関係上の技能が含まれている．人に場所を尋ねる，依頼するといった技能だ．人間関係をよくしたり，何かを要求できるようになるには，気軽に挨拶する技能や，目と目を合わせて話す，臆せず声を出すといった技能が必要になる．それをグループで体験的に学ぼうというのがSSTなのだ．この課題を決めるだけでも，自分を振り返ることになる．だから，はじめから課題が決まっているようではSSTの意味がない．

課題が決まれば，場面を想定してロール・プレイを行う．メンバーやスタッフが母親や医師や店員の役をやり，実際に挨拶したり，質問したりしてみる．そして，もっとはっきりと声を出したほうがいいとか，目をみてもあまりにらみつけないほうがよいなどと，感想や意見をいいあう．その際，ここがまずい，あそこがへんだなどという否定的な言い方ではなく，できるだけ，ここが良かった，もっとこうしたらよいというような肯定的な言い方をするようにというのが，SSTの約束事になっている[6]．

もし，うまくできない場合には，ほかのメンバーが代わりにやってみせる．好ましいモデルを示すのだ．そしてその場でうまくできるようになれば，今

度は次の回までに実際にそれをやってみるという宿題が課せられる．

SSTのベースにはグループワークがある

　このSSTのベースには，実はエンカウンター・グループと呼ばれるグループワークの方法論がある．SSTの創始者でもあるリバーマンは，みずからエンカウンター・グループに参加したその体験を活かしてSSTの骨格としたのだ．

　エンカウンター・グループを一言でいえば，人と人とのさまざまな出会いの体験を通じて，人間的な学習と成長とを実現しようとするものだ．その背景には，生みの親であるカール・ロジャーズやマズローらの人間主義的な哲学があり，メンバー1人ひとりの自発性と，自ら変わろうとする自己実現へ向けての意思が何よりも尊重される．

　けれども，日本ではSSTのそうした側面についてはあまり強調されていないように思う．特に病棟で行われているSSTをみていると，かつての生活療法を思い出すことさえある．SSTという名のもとに，昔ながらの集団的レクリエーションや生活訓練が行われていたりする．患者がやりたいこと，変わりたい方向を確かめながら，そこから出発してやっていくのではなく，最初から患者をある方向に変えようとするスタッフ側の意思のほうが先行しているようにみえることがあるのだ．前田ケイはSSTが「訓練」と訳されたために，SSTを指導者の意向を利用者に押し付けるもの，操作性の高い方法であるとの誤解があると指摘する[7]．スタッフも，SSTをやらなければならないから，やっているという感じだ．そうなると，個人のためにグループがあるのではなく，グループのために個人があることになってしまう．

グループワークの2つの課題

　グループワークの内容や形態は多彩だ．言語的交流が中心のミーティングや茶話会もあるし，演劇やコーラス，スポーツやゲーム，手芸や調理といっ

た活動を伴うものもある．それぞれのグループワークは，相互理解を深める，何かを作り上げる，といった課題＝第一の課題(プライマリ・タスク)をもっており，その達成に向けて進む．

一方，こうしたいわば公式の課題とはべつに，グループワークにはもう1つの課題がある．それは第一の課題達成のための活動の背後に展開している人間関係——さらにいえば，感情的体験——に関するものだ．これはグループ・プロセスと呼ばれるもので，これを体験するなかで，さまざまな葛藤を乗り越えていくことこそがグループワークの第二の課題(セカンダリ・タスク)なのだ．

グループワークの第二の課題は目にみえないので，特にうまくいっているときには，ほとんど意識されることもない．けれども，グループワークの表向きの活動を左右する力をもっていて，それがうまくいかなければ，第一の課題達成もおぼつかなくなる．グループ内での意見の対立，派閥抗争，反目，嫉妬，友情，共感といったすべてはグループ・プロセスのなかで起こる．

グループワークの本質は，みえない人間同士の交流のなかにある

こうしたグループワークの第二の課題となる人間関係のあれやこれやは，当事者にとっては厄介でうんざりさせられるものなので，グループワークにとって二義的なものとして軽視されがちだ．例えば，「めんどうな人間関係さえなければ，看護の仕事も好きなんだけど…」というように．だが，人間的交流のなかで起こるさまざまな現象こそが，グループワークの本質にかかわる部分なのだ．

この第二の次元に注目したことによって，現代のグループワークが発展してきたといえる．つまり，グループワークのなかであれやこれやの葛藤を体験することを通して，人間はさまざまな障害を起こすこともあるが，それを乗り越えることで学習し成長していくということがわかってきたのだ．

だから，前に述べた授業で課せられるグループワークのように，打ち合わせのときだけ顔を合わせ，各自分担して終わり，という作業は，正しくはグ

ループワークではない．人が集まっても，ただ黙々と作業だけをして帰るようなものもグループワークとしては，十分ではない．

そこにどんな感情であれ，人間的な相互交流があり，それがメンバー相互に影響を及ぼしあっていること，それがグループワークの条件なのだ．

アイデンティティ・ゲームとしての仲間作り

ではなぜ，グループワークのなかでの人間関係に注目するのだろうか．それは，私たちが常に「自分はいったい何者なのか」という問いを生きており，日々，他者との関係のなかで，自らのアイデンティティを作り上げていくという事実と関連している．

エリクソンは，人間が自我同一性（エゴ・アイデンティティ）を確立するためには，まず，集団同一性（グループ・アイデンティティ）が獲得されなければならないという．仲間として他者に認められるなかで「自分」という感覚が育っていくのだ．つまり，自分を定義づけるためには，「自分はいったい何者なのか」という問いに，だれかから反応をもらうことが必要なのだ．例えば，仲間として同質なものを認めてくれる友人のまなざしのなかに，親が自分をみるまなざしのなかに，自分が生まれてくる．学生が私をみるまなざしは教師としての私を形作る．私の学生へのまなざしが彼らを定義づけていくのと同じように…．

石川准[8]は，アイデンティティ（もしくはアイデンティティ管理）を存在証明と呼ぶ．そして「現代人は『自分は価値あるとくべつな人間なんだ』ということを証明することに没頭するあまり，実にいろいろな悲喜劇を演じてしまう」という．また，アイデンティティという名の存在証明は，何かに所属すること，何らかの能力をもつこと，そしてだれかとの関係のなかで得ることができるという．グループはこのすべてを与えてくれる．

争いごとが絶えず，安全保障感の欠けた家族のなかで育った子どもは，他者とのあいだに確かな信頼関係を育むことが難しい．さらに，自分の能力にも自信がもてないとしたら，暴走族や非行少年グループに帰属することが，そ

の子にとって自分の存在を証明する唯一の道となっても不思議ではない[9]．オウム真理教に救いを求めた多くの信徒たちも，渋谷の街にあふれていたガングロ・ルーズソックスの少女たちも，自分が何者であるかの存在証明を捜し求めている人たちといえるのではないだろうか．

どんな人とであれ，他者との関係のなかで照り返し合い，確かめ合うことができなければ，人は空虚になる．いじめによって死を選ぶ子どもは，仲間を失い，家族にも相談できずに，一切のつながりを断たれた状況のなかで，自分の存在証明を失ってしまったのだ．

グループワークと戦争

人類は古くからさまざまな集団活動を行ってきた．古来より伝わる祭りや伝統行事は，コミュニティのつながりを強め，再活性化させていくためのグループワークといってよいだろう．わが国には，子どもが成人する過程でそれぞれの家を出て，養い親のもとで集団生活を行わせる，若衆宿と呼ばれる風習をもつところもあった．また，教会や寺院が一種のグループワークの場となってもいた（欧米では，教会がセルフヘルプ・グループの会場に用いられるなど，その伝統は今でも，息づいている）．

現代では，そうした伝統的コミュニティが崩壊し，人間同士のつながりが希薄になったために，専門家が意図的に行うグループワークが必要になってきたといえるだろう．特に二度にわたる世界大戦は，グループワークの発展にとって大きな契機となった．

フロイトが個人の心理から集団の心理へと目を向けるようになったのも，第一次世界大戦の惨禍を目撃したことがきっかけだった[10]．近代国家が，これほどまでに残酷で愚かしい行為をするのはなぜかという疑問からだった．

知識の拡大と経済的発展による人類の発展という楽観主義的なファンタジーは，第一次世界大戦とそれに続く国際連盟の失敗，さらには原子爆弾という大規模な破壊をもたらした第二次世界大戦によって，もろくも打ち砕かれたのだった．

一方，ヨーロッパでナチスが台頭し始めた 1930 年代，ニューヨークでは集団精神療法の父とも称されるスラブソンが，社会的不適応を起こした少年のために，ゲームや遊びなどを用いた治療的かつ教育的グループワークを開始した[11]．

スラブソンがモレノとともに創設した米国集団精神療法学会の第 1 回大会は，第二次世界大戦の最中，1942 年に開催された．ゲシュタルト心理学者レヴィンが米国に移住し，グループ・ダイナミクスに関する実験研究を始めたのも，ナチス・ドイツに対する批判と人間社会に対する深い問題意識からだった[12]．また，後でみるように，治療共同体が生まれ，集団精神療法の方法論が確立したのも第二次世界大戦がきっかけだった．人間による人間の大量虐殺という人類始まって以来の惨劇を体験した人々は，そうした体験を生き延びるために，新たな人間像を創り出す必要があったのだ．

さらに 1960 年代から 70 年代にかけて，激化する東西対立のなかで泥沼化

T グループ

グループ・ダイナミクスの創始者であるレヴィンらが始めた人間関係技法のトレーニングのためのグループ．今や人にかかわる職業に携わる人にとって必須のトレーニング方法であり，同時にサポート機能ももっている．

グループのなかで自由に気づいたことや感じたことをフィードバックするやりとりのなかから，メンバー同士の相互作用の意味や自分や他者についての理解を体験的に深めようというもの．これからエンカウンター・グループや感受性訓練などの考えや方法が編み出されていった．今話題になっている自己啓発セミナーなどもここから派生したものである．

人種差別に反対するレヴィンが，社会教育のためのワークショップを開催した際，たまたまスタッフのレヴューに参加したメンバーが，自分たち自身を振り返ることで豊かな自己理解を得ていることに気づいたことがきっかけで考案された．

したベトナム戦争は，多くの若者たちを既成の社会秩序と価値観に対する激しい反抗に駆り立てた．そして，そのなかで個人のための新しいコミュニティの可能性が模索された．

当時の学生たちの「連帯を求めて孤立を恐れず」というスローガンには，自己と世界との新たな関係を追求しようとする，若者たちの意気込みが込められていた．セルフヘルプ運動もそのなかで生まれてきたのだった．

今，なぜグループワークなのか

1989 年，続々と結集した群集の手によってベルリンの壁が取り壊された．そして，これに続いた東西冷戦構造の崩壊は，世界各地に宗教対立を伴った民族紛争を巻き起こした．一方，先進諸国においても，既成の価値観や社会秩序が揺らぎ，不登校や少年犯罪，フリーターの増加といった社会現象が起きている．さらに経済不況がそれに追い討ちをかけている．

そんななか，人々は新たな集団幻想を求めているようにもみえる．オウム真理教のような狂信的新興宗教団体（セクト）が生み出されたのも，こうした社会状況と決して無縁ではない．

こうした歴史をみると，グループワークは，つねに人の生き方，すなわち人と人との関係，さらには人と社会との関係のありようを反映して，試練のなかで生まれ，発展してきたことがわかる．

人が生きていくためには，他者が，そして社会が必要だ．しかし，逆にその存在が人を縛り付けることにもなる．どうすればだれもが犠牲になることなく，自己実現を果たすことができるのか．そのために必要な，つりあいのとれた相互関係——フェアベーンのいう成熟した依存関係[13]——は，どのようにすれば達成することができるのか．そうした人類にとっての究極の課題を追求するために，今，グループワークは必要とされている．

3 グループのちから

英国で研修した病院に，8：30（エイト・サーティ）と呼ばれる全病棟からスタッフが集まる朝の申し送りがあった．そこで若い男性看護師が声をうわずらせて記録を読み上げているのをみて，「外国人でも緊張するんだ」と妙に感心したものだった．それまでは，ふだんの彼らのオープンな態度をみていて，外国人が「人前であがる」などということはないのだろうと勝手に思い込んでいたのだ．

集団を前にして感じる，この不安．これこそがグループワークの秘密．ここではそれを探っていくことにする．

グループは不安を呼び覚ます？

生まれて初めて人が家族以外の集団と出会うのは，保育園あるいは幼稚園に入園するときだろうか．それまで安心のよりどころだった母親（もしくはそれに代わる養育者）との密接なつながりが突然断たれ，まるで広大無辺の宇宙に放り投げだされたような心細さだ．なんという不安だろう．そこで，たいていの子どもは恐怖にかられて大声で泣き叫ぶ．

私も幼稚園に入園するとき，何時間も（母の言うには何週間も）職員室で泣き叫んでいた．ちょうど麻疹かなにかで，入園が他の園児より1か月近く遅れたのだ．たぶん，病気のせいで赤ちゃん返りしてもいたのだろう．母親から引き離されることに私はパニックを起こしていた．それ以前から，母が「幼稚園に行けば○○ちゃんに会えるよ」「△△ちゃんもいるよ」と，聞いた

こともない幾人かの女の子の名前をあげて，私が幼稚園に行くことを楽しみにさせようと「誘導」していたこともおぼろげに覚えている．「だれだろう，それは」「なんでそんなことをいうのだろう」と子ども心にいぶかしく思ったものだ．

　新しい集団に入ることは，それまで馴染んだ世界との決別でもある．"ともだち何人できるかな"という小学校の一年生の気持ちを歌った歌の一節は，そうした子どもの不安を含んでいるように思う（罪作りな歌だ）．

　一方，大人でも馴染みのない場所や見知らぬ人の集まりのなかでは，これに似た不安や心細さがよみがえってくる．そこで，安心なつながりを求めて，だれか知った人はいないかと探し回る．初めて出会った人とは，どこか共通する何かがみつからないかと，それとなく探り合うような会話になる．共通の知人，共通の関心事がみつかれば，なんとも心強い．

グループは人を変える？

　集団は人を不安にさせる．だが，その反面，1人だととてもできないようなことも大勢だとやってのけてしまう．「赤信号，みんなで渡れば怖くない」というわけだ．

　集団になったとたんに，人は気が大きくなり，大胆になる．しかも，子どもっぽくなる．サッカー場や野球場では，いい大人たちが手に手にひいきのチームの旗を振りかざし，熱狂的に笛を吹き鳴らしては，大声で歌い，ウェーブに打ち興じる．負けたときの荒れようは，尋常ではない．一歩間違えばサッカーの応援も国同士の戦争になりかねない．現実に1970年のワールドカップの南米予選では，エルサルバドルとホンジュラスが国交断絶し戦争状態に入った．

集団の心理は野蛮な心理？

　集団のなかで活性化される不安は，グループ心性（メンタリティ）と呼ば

れる，独特の集団の動きを生み出していく．フロイトは，「集団の心理とは最古の人間の心理にほかならない」[1]と記している．集団のなかでは，それまで理性によって制御されてきた無意識のなかの野蛮な衝動が呼び覚まされ，非文明的な行動に走ってしまうというのだ．彼は，歴史上初めての世界的規模の戦争となった第一次世界大戦を体験して，そういう認識に至ったのだった．

　しかも，戦争となると，すすんでだれもがみな同じ考えをもち，同じように行動することを，だれも不思議に思わなくなる．最近では，ニューヨークの世界貿易センタービルへの9・11テロ事件後の米国でみられたように，またたく間に国をあげて一致団結し，すすんで命を投げ出そうとする．そして，たくさん人を殺したものが殺人者ではなく，「英雄」と呼ばれるようになる．ふだんは集団に埋没することを嫌い，自由で独立した個人であることを何より高く評価する西洋文化の国々でさえ，そうしたことが起こるのだ．

　私が英国で研修したのは1983年のことだったが，その前年，英国はフォークランド島をめぐってアルゼンチンと戦火を交え，勝利を収めていた．たまたまバスで乗り合わせた4，5歳のかわいらしい男の子が，母親に向って"I hate the Argentine!（ボク，アルゼンチンなんか大嫌いだ）"と，回らぬ舌で叫んでいたのを思い出す．何ごとにも慎み深さをよしとする紳士の国，英国で，しかもこんなに小さな子どもまでが，憎しみをあらわにそんな言葉を吐くなんてと，冷え冷えとした気持ちになったものだった．

まとまろうとする集団のちから

　フロイトは，教会と軍隊を例にとり，集団が1つにまとまろうとする強い傾向をもつことについて，こう分析している．つまり，集団のなかでは，メンバーは自分を指導者に同一化させようとする．そして，指導者と同一化したメンバーは，お互い同士も同一化し，感情的に強く結びつくことになる．こうして同じように感じ，考え，行動するメンバーが出来上がるというのだ．麻原彰晃という1人のグルへの帰依が大きな力となっていたオウム真理教などは，こうした集団の典型といえるだろう．

しかし，価値観の多様化した現代では，ヒットラーのように傑出した1人の指導者が全国民を1つにまとめていくということは難しい．むしろマスコミを媒介として，国民全体の世論がいつの間にか1つの方向へまとめられていく危険性のほうが大きいだろう．

人が1つにまとまるには，必ずしも指導者との同一化を必要としないのだ．むしろ前にみたように，人には自分が何者であるかという存在証明のために，どこか集団の一員として認められたい，所属したいという願望があるとみたほうがよいだろう．自分と同じように考え，行動する仲間が必要なのだ．だから，自分という存在に不安を感じていればいるほど，集団への志向性が増す．ヒットラーはむしろ，人々のこの傾向を巧みに利用したといえる．

グループは薬にもなる？

けれども，毒になるものは薬にもなる．レヴィンは，ナチスのやり方をつぶさに観察し，そこから教訓も引き出した．それは，社会的風土が個人の態度に大きな影響を及ぼすということだ．そこで彼は，実験を通してさまざまな集団現象を明らかにしていくことにした．グループ・ダイナミクスという言葉は，もともと，こうした研究を総称するものだった．

彼の有名な実験に次のようなものがある．地域の少年クラブのリーダーに，民主型，放任型，専制型の，3つのリーダーシップのスタイルをとらせ，少年たちに同じ作業をさせてみたのだ．すると，民主型のリーダーシップのもとでは，作業量は少ないものの，モチベーションは高く，独創性が発揮された．また，雰囲気は協力的で友好的なものとなった．

一方，専制型のリーダーシップのもとでは，少年たちは自発性を失い，不満傾向が高まった．攻撃的な言動やケンカが増える一方で，ほかの仲間への興味やクラブへの関心が薄れ，消極的で無気力な行動パターンが増え，ドロップアウトする者も多かった．スケープゴート[2]の現象が現れたのも，このグループだった．

放任型のリーダーシップのもとでは，作業の量も質もほかのグループより

劣っていた．

興味深いことには，リーダーが同一人物でもリーダーシップのスタイルを変えると，同じような反応が現れたのだ．つまり，少年たちの意欲や人間関係を左右したのは，リーダーのパーソナリティではなく，リーダーシップのあり方だった[3]．

このほかにもレヴィンは，グループを通して母親への栄養指導を行ったり，人種差別や偏見をなくす人材を育成するためのワークショップを開催したりするなど，グループを人格の成長と社会の変革に役立てる試みをさまざまに行った．彼の主催したワークショップからは，Tグループ[4]と呼ばれる感受性訓練の方法が編み出され，エンカウンター・グループやセルフヘルプ・グループの源流ともなった．

グループワークは人を健康にする？

前に述べたように，さまざまな関係のなかで照り返され，定義づけられる自分は，それぞれに違った顔をもつ．例えば家庭での自分と，職場での自分は違っている．恋人といるときの自分もまた，違った自分だ．だからといって多重人格というわけではない．もちろん，それぞれに葛藤することはあっても，どれもが自分だと感じていられる限りにおいて，人はたくさんの顔をもつほうが健康とさえいえる．サリヴァンは「自分の人間関係について自覚すればするほど，人間は健康になる」[5]という．

グループワークでは同時に大勢の人々と対面することになる．そこで，人は無意識のうちに使い慣れた人間関係のパターンを用いようとし，社会での人間関係が再現されることになる．グループが小さな社会といわれるのは，そのためだ．

だから，ふだん無意識のうちに自分がどのような人間として生きているのか，そのくせや，ときには葛藤が，グループではあらわになる．メンバーからのフィードバックによって，自分のこれまで気づかなかった面に気づかされることもある．グループに自分のあらゆる面が映し出されるのだ．

だからこそ気が重く嫌でたまらなくなることもあるのだが，グループでは現実の社会と違って，自分を探索したり違う自分を試したりすることが許されている．冒険や遊びを通して自分を変えていくことができるのだ．

グループ・サイコセラピーは内科で始まった

　グループ・サイコセラピー（集団精神療法）の先駆けといわれるグループワークは，意外にも精神科ではなく，内科で始まった．1905年，ボストンの内科医ジョゼフ・プラットが重症の結核患者を対象に行ったグループワークがそれだ[6]．当時，ようやく結核菌が発見されたものの，まだ特効薬のなかった時代である．結核に罹患した患者たちは自暴自棄になり，それがさらに病状悪化を引き起こすという悪循環が生じていた．

　そこで彼は患者たちのクラスをつくり，患者にみずからの経験や体重の増加，生活状況などを記した日記を書かせ，それを題材にして患者同士で週1回集まって話し合うことにした．その結果，結核患者特有の孤立無援感やうつ状態といった心理面の改善がみられたのだ．現代の慢性疾患の看護にも参考になる試みといえよう．

　グループ・サイコセラピーとは，グループの力によって精神的な健康を増進するための治療法のことだ．現在では個人精神療法，家族療法とならぶ，精神療法の三本柱のひとつとされている．この言葉を作り出したのは，ウィーンでフロイトと同時代に生きたモレノといわれている[7]．彼はサイコドラマ（心理劇）というグループ療法と，ソシオメトリー[8]という研究方法を編み出したことで知られている．

　とはいえ，集団で行う精神療法が最初から公式に認められていたわけではない．伝統的な精神分析的精神療法では，治療者と患者の一対一の治療関係はなによりも神聖なものとされ，たとえ家族であっても第三者を同席させることは長らく禁じられていた．日本では，今でも正規の医学教育のなかで集団精神療法（個人精神療法も，家族療法も，であるが）を教えるところはほとんどない．最近になって日本集団精神療法学会が主体となってグループ・

サイコセラピスト（GP）の養成が始まっている．

グループの治療的因子

では，グループの何が治療的に働くのだろうか．

ヤーロムはさまざまな研究論文を分析した結果，グループのもつ治療的因子として11の因子をあげている（表参照）[9]．

まず，彼があげているのは，グループが希望をもたらすことだ．メンバーはグループで共感を得て，悩んでいるのは自分だけではないことを知り，問題の普遍性に気づく．そして同じような問題をかかえながらも，それを乗り越えて生きているメンバーの姿をみて，失われた希望をふたたび取り戻すことができる．

グループではメンバー同士がさまざまな体験を語り合うが，それは同時に，問題解決に直接役立つ情報にもなる．しかも，自分の辛い体験を語ったり，ほかの人の話に耳を傾けたりするだけで，だれかの支えになり，役に立っているということを知る体験は，それまで自分の問題だけにとらわれ，無力感に陥っていた人にとっては，自分の価値を再発見する体験でもある．

表　グループの治療的因子

1. 希望をもたらすこと
2. 普遍性
3. 情報の伝達
4. 愛他主義
5. 初期の家族関係の修正的繰り返し
6. 社会適応技術の発達
7. 模倣行動
8. 対人学習
9. グループの凝集性
10. カタルシス
11. 実存的因子

グループでは同じ悩みや問題をもつもの同士，率直に自分の感想や意見を述べ合うこと（フィードバック）が奨励されている．それによって1人で反省するだけでは気づけなかった自分の一面に気づき，受け入れることができる．上に述べたプラットの試みが示したのは，専門家に一方的に指導されたり，教えを受けたりすることでは得られない教育効果がグループワークにはあるということだった．また，ほかの人をみて，自分を振り返ることもある．「人の振り見てわが振り直せ」というわけだ．このような直接・間接の社会学習は，グループならではのものだ．

　「切磋琢磨」という言葉がある．私の好きな言葉だが，若い人には馴染みがないかもしれない．石や玉を混ぜてかき回していると，互いにこすりあい，美しくカットされ磨かれていくということから，仲間同士，互いに競い合い励ましあって学徳を磨くという意味に使われる[10]．グループの効果はまさに切磋琢磨ということにある．きちんと揃っているより，ぶつかりあい，こすれあうところから，成長や変化が生じるのだ．

グループでの感情体験

　グループはメンバーの感情面に大きな力を発揮する．グループによってサポートされ，受け入れられたと感じると，人は今まで心の奥底にしまっていた感情に直面することができるようになる．そして，ひとたび語り始めることができれば，自分でさえ気づかなかった，隠された感情に気づくこともある．それがカタルシス（浄化）といわれるもので，心的外傷体験をもつ人たちのためのグループなどでは，これがメンバーの心を癒す効果をもたらすことが知られている．

　さらに，メンバー同士のつながりができてくると，グループのなかに過去の家族関係に似た葛藤が再現されることになる．親密さが増すにつれ，怒りや憎しみ，羨望や悲しみといった受け入れがたい感情も湧いてくる．けれども，現実の家族とは違って許容的なグループでは，そうした感情すらも受け入れられ，吟味される．すると，過去の圧倒的な感情のかげに隠されていた

べつの感情に気づくことができる．例えば，強い憎しみのかげに愛を求める気持ちがあったことに気づくといったことだ（もちろん逆もありうる）．これは，ヤーロムが「初期の家族関係の修正的繰り返し」としてあげたもので，「修正感情体験」ともいわれ，精神療法ではもっとも重要な治療因子の1つと考えられている．

ヤーロムが11番目にあげた「実存的因子」とは，グループのなかで人間の生きる意味や孤独，死について感じ取るインパクトを指している．人間は孤立無援の状況にあるときには，自分が1人ぽっちの存在なのだとしみじみと感じることはできない．むしろ，愛する人のそばや安心できる環境のなかでこそ，孤独や喪失の悲しみといった人生の真実に向き合うことができる．そ

サイコドラマ

サイコドラマとは，グループのなかでメンバーがさまざまな場面や役柄を選んで即興劇を演じる一種の芸術療法である．ドラマを演じるなかで，その人の葛藤やファンタジーが浮き彫りになる．さらにそれを演じきることによって，心のなかに抑えこんでいた感情が解き放たれ，カタルシス（浄化作用）が得られる．

サイコドラマにはいくつかの独特な技法がある[12]．例えば「ダブル」．「補助自我」とか「もう1人の自我」とも呼ばれる技法だ．例えば，Aさんがいつも友だちにいじめられているので，主役になっていじめる友だちに対決してみたいという．そこでさっそくほかのメンバーがいじめっ子の友人役になり，Aさんをからかい始める．Aさんは「やめて」というが，相手の目をまともにみることもできず，声も弱々しい．

そこで，BさんがAさんのダブルになってみる．BさんがAさんの横，すこし後ろ気味のところに立ち，大きな声で「止めろよ！」と叫び，つかみかからんばかりに向かっていく．そして，今までいじめられてきてどんな気持ちだったかを叫ぶ．Bさんは自分がAさんだったらどう感じただろうと考えて，そう言ったのだ．ダブルは主役の心のなかのさまざまな葛藤を明らかにするのに役立つ．また，ダブ

のとき流れ出る涙は苦しみや悲しみの涙ではなく，癒しの涙なのだ．癌やHIVの患者，遺された家族，PTSD生存者らのセルフヘルプ・グループなどでは，こうした実存的テーマがたびたび中心的テーマとなる．

　なお，ヤーロムのあげた治療的因子のうち，どれがもっとも重要なのかはグループの目的や方法によって異なる．例えば，サイコドラマでは表現することによるカタルシスを重視しているが，言語的な交流を中心とするグループサイコセラピー（集団精神療法）では，カタルシスそのものよりも，感情表出の仕方を学ぶこと，とりわけ自分の感情を正直に表出しても大丈夫なのだということを体験的に学び，そこから自分についての洞察を深めることが重要と考えられている．

ルは本人と話し合い，気持ちを確かめ合うこともできる．
　「役割交換」の方法は，Ａさんがいじめっ子の役になり，ほかのメンバーが弱々しいＡさんを演じるというような方法だ．どうして自分がいじめられるのかが逆にわかることもある．
　「エンプティ・チェア（空の椅子）」という方法は，ゲシュタルト療法を編み出したパールズによって開発された技法だ．Ａさんはいじめっ子の友人をだれも座っていない空の椅子に座らせたと見立てて，話しかける．ふだんはいえない気持ちを，空の椅子に語りかけることによって，吐露することができる．椅子を交換して役割交換することもできる．
　こうした技法のいくつかは，SSTのロール・プレイといったかたちで使われている．サイコドラマというきちんとした形式をとらなくても，ミーティングやふだんの会話のなかで即興的にやってみることができる．例えば，家族の面会を不安がっている患者に，会ったときどうふるまうかを即興的に演じてみて練習するといったふうに．ただし，それまでふたをしていた感情を表現するのは痛みを伴うものなので，無理強いしないことだ．あくまで本人がおもしろいと感じて，やってみようと思えるようでなくてはならない．サイコドラマでは自発性と創造性がかぎとなる．

まとまりのあるグループは良いグループか

　ヤーロムがグループの治療的因子のなかでもとりわけ重要な因子の1つとしてあげたのが，グループの凝集性だ．この言葉は，もともとレヴィンがグループ・ダイナミクスの研究のなかで最初に使ったもので，集団としてのまとまりを表現する．

　グループの凝集性は，グループとしての一体感＝「われわれ意識」として感じ取られる．凝集性が高く，「われわれ意識」が強い集団では，メンバーは自分が受け入れられたという感覚から安心感が得られるため，コミュニケーションが活発になり，相互の影響力も強くなる．つまり，効果的なグループワークには凝集性が必須条件ともいえる．

　けれどもこれは両刃の剣でもある．極端なグループの凝集性はメンバーへの影響力を極端に強め，人格まで変容させてしまうような侵襲性がある．いわゆるマインドコントロールだ．心の準備ができていないうちに内面をさらけ出してしまい，それがさらなる心の傷になることもありえないことではない．

　例えばスケープゴートの現象は，凝集性が高いほど起こりやすくなる．同一化への圧力が高まるために，少しでも違う要素をもつ者やグループの動きに反する者は異端とみなされ，排除されてしまうのだ．かつてセクト化した学生運動のなかで，残虐なテロやリンチが起こったのは，その悲劇的な一例といえる．

グループには極端に走る傾向がある

　グループはいったん意見が分かれると，黒か白かのように分極化しやすい．そして現実のあいまいさや多義性が見失われがちになる．そんなとき無理に意見を一致させようとすると，より極端な意見にまとまる傾向もまた強くなる．つまり，ナチスやオウム真理教が示してみせたように，もともとグループにはまとまりすぎると過激化する性質があるのだ[11]．

だからグループはまとまれば良い,盛り上がれば良いというものではない.まとまり過ぎて失われるものや損なわれるものは多い.グループワークを行う際には,グループは毒にも薬にもなるということをぜひ肝に銘じておこう.

4 グループの雰囲気

　朝，眠い目をこすりながら病棟に一歩足を踏み入れたとたん，病棟の空気がなんだかいつもと違っていると感じたことはないだろうか．そこで「夜勤帯に何かあったかな？」と思ったり，「ああ，今日からあのいつもうるさい師長が研修旅行へ行って留守だ」と思い出したりする．
　グループワークといえば，その内容や成果ばかりが注目されがちだが，何をいったか，何をしたかよりも大事なことがある．それは，グループ全体の雰囲気がどうだったかということだ．

雰囲気を感じ取るとき

　私たちは「昨日はいい雰囲気の会だった」とか，「今日のミーティングは嫌な雰囲気だった」とか，日常的に雰囲気（あるいは空気ともいう）を話題にしている．具体的な何というわけではないが，その場に漂うある種の気分を感じ取っているのだ．それに，例えば朝の申し送りがトゲトゲしい空気だと，その日一日のやる気が削がれてしまったり，和やかな雰囲気のときは患者にも優しくなったりするように，私たちの意欲や行動に雰囲気や空気は目にみえない影響を及ぼす．
　では，この雰囲気とか空気とかいわれるものは一体，何なのだろうか．
　土居は「日本語で雰囲気とか空気とかが問題にされるときは，それによって表現される集団の気分が強く意識されていて，集団と個人の間にポテンシャルに（潜在的に―引用者注）コンフリクトの存在することが暗示されて

いる」[1]と述べている．つまり，日本人が集団の空気を意識するのは，自分の気分と集団の気分のあいだに目にはみえないが，いわば温度差のようなものがあるとき，というのだ．例えば，うきうきした気分で入った場が，なんとなく暗く沈うつであったりするようなとき，その場の沈うつな空気はより一層強く感じ取られる．

　そして，その場に温度差を感じると，人はその差をなるべく小さくするように振舞う．日本人の場合は，どちらかといえば自分の気分の温度をその場の気分の温度に合わせることが多く，その場の雰囲気のほうをいきなり変えようとする人は少ないだろう．まずは「雰囲気を壊さない」ことを優先するのだ．

　日本人の好む「和」は，その場の空気を読み，それに波長を合わせることで成り立っているといってもよい．それが「気を遣う」ことであり，そういった気遣いのできない人は，その場から「浮いて」しまう．職場での一番の疲労の原因は，大抵この気遣いにある．気苦労というものだ．一昔前に流行った「およびでない」という植木等のギャグは，まさに空気を読めず「浮いて」しまうことに対するサラリーマンの怖れをジョークにしているようだ．そこにはサラリーマンの悲哀がある．

全体としてのグループと雰囲気

　では，この雰囲気はどこから生まれているのだろうか．それはグループにまつわる不思議の1つでもある．グループは幾人かの人の集まりだが，グループになったとたん，個々のメンバーを越えて1つの全体性をもち，まるで感情をもった生き物のように変化する．

　例えば，グループは，沸き立つような活気に満ちていたり，反対に暗く沈み込んだりする．ときには，グループ全体が妄想的となって，グループ外の人々に対して敵意を抱いたり，メンバーの1人を攻撃したりすることもある．つまり，グループが躁状態やうつ状態になったり，統合失調症様状態にはまり込んだりするのだ．これが全体としてのグループ(group as a whole)といわ

れるものだ．

作業グループと基本仮定グループ

　人に意識と無意識があるように，あらゆるグループは意識的次元と無意識的次元とをもっている[2]．意識的次元では，グループは目的に向かって動く．ものごとを論理的に考え，一致協力して，課題達成を図ろうとする．いわば，目に見える次元だ．これを精神分析家ビオンは作業グループと呼んだ．それに対して，無意識的次元では，グループは混沌のなかにとどまろうとする．この次元では論理は通用しない．メンバーはバラバラになり，課題達成を阻むように動く．リーダーへの依存や攻撃といったグループ現象が生まれるのは，この次元からだ．これをビオンは基本仮定グループと名づけた．

　全体としてのグループは，作業グループと基本仮定グループとが相互に作用しあいながら動いていく．ちょうど，人間がみずから成長しようとする力と子どものままでいようとする力の狭間で，成長していくようなものだ．

　ビオンは基本仮定グループに生じる特徴的なグループ現象（これを基本仮定と彼は名づけた）を，3つあげている．1つはリーダーに対する依存だ．グループを混沌から救い出し，不安を解消してくれるリーダーを期待するのだ．

　だが，リーダーがそれに失敗すると，怒りが生じる．メンバー同士のケンカや対立が起こったり，サボタージュしたり，グループを辞めたりするメンバーが出たりする．これをビオンは闘争―逃避の基本仮定と名づけた．高邁な理想を掲げた集団が，内部抗争によって分裂したり，腐敗や裏切りが起こったりするのは，この表われだ．グループの最中に寝てしまうメンバーが出てくるのも，この動きとみることができる．

　さらに，グループ内部で特定の2人が親密なペアを作り，まわりもそれを容認するような現象が起こる．ペアリング（対の形成）と呼ばれる第三の基本仮定だ．こうした現象が起こるとき，それを個人の問題としてとらえるより，グループの問題としてとらえるのが，いわゆるグループ・アナリシス（集団分析）の立場だ．

グループの雰囲気を読むのは難しい

　雰囲気をつかむことは，全体としてのグループの動きを察知することでもある．グループに何が起こっているのか，個々のメンバーの動きを全体状況のなかでみるということだ．そのためには，スタッフはグループに参加し，感情的に反応しながらも，グループに埋没してしまわないことが必要になる．雰囲気を読むという作業は，おのずと自分とグループとの間にある種の距離を生むことになる．

　グループを記録する際にも，その場の雰囲気について書いておくことが必要とされている[3]．だが，場（グループ）の雰囲気を言葉で表現するとなると，これがなかなか難しい．というのも，雰囲気を察知し，それに同調するという作業は，無意識に行われているからだ．

　雰囲気は，「暗い」「明るい」「暖かい」「冷たい」「軽い」「重たい」「ザワザワした」「シーンとした」「ピリピリした」「とげとげしい」「どんよりした」というような言葉でさまざまに表現されるが，私たちが雰囲気を感じ取るのは，その場のバックグラウンドにある，ざわめき，物音，匂い，人の動き，態度，表情，声のトーンなど，非言語的要素からで，それらを感知するのはほとんど身体感覚もしくは皮膚感覚といってよい．中井久夫が訳したサリヴァンの「アンテナ感覚」という言葉が，ぴったりかもしれない．これは頭でわかろうとしてもなかなかわかるものではない．えてしてこうした身体感覚的印象は，客観性を欠く，主観的なものとして，看護教育では排除されがちで，これを感じ取る能力は教育されることがない．もっぱら，現場で体験から身に付けていくしかないのだ．

グループの雰囲気は話題と一致するわけではない

　グループの雰囲気を読むことの難しさは，雰囲気がかならずしも表向きの話題と一致しているとは限らないということにもある．表向き話し合っているのは，いわば作業グループだ．ところが，そのとき基本仮定グループの次

元では，それとは違った感情の動きが生じているのだ．だから一生懸命，言葉を理解しようと頭を働かせていると，感覚的にしか伝わらない雰囲気というものをつかみ損ねてしまう．その例をあるミーティングの場面からみてみよう．

それは，ある患者の退院の話題が出たときのことだ．長いこと退院を希望していたができないでいた患者だったので，看護師にとってもうれしく誇らしく，ほかの患者も続いて退院してほしいと思い，そのことを話題に出した．ところが，当の患者はどことなく浮かない表情だった．ほかの患者も「よかったね」とはいうものの，出てくる話は自分が再入院したときの大変な話や，前に退院した患者が死んでしまったとか，どこかへ転院したらしいなどといった，暗く重い話ばかりだ．

看護師は，その場の暗い雰囲気にいらだった．何年もかかってせっかく退院にこぎつけたというのに，祝うどころか悲観的なことばかりいって，退院する患者の意欲をそいでいるように見えたからだ．おまけにほかの患者まで暗くなっている．何とかその場を明るい雰囲気に変えたいと思い，隣に座っていった患者に「あなたは退院したら何したい？」と水を向けてみた．その患者は「そうなるといいですね」と笑って答えたが，しばらくして席を立っ

病棟雰囲気尺度

1960年代にルドルフ・ムース（Moos, R.H.）は治療的環境としての精神科病棟の雰囲気を評価するための尺度を開発した．病棟雰囲気尺度（Ward Atmosphere Scale：WAS）と呼ばれるもので，①患者の活動への関与度，②スタッフの患者へのサポート，③患者の自発性，④患者の自立性，⑤治療プログラムや環境の現実性，⑥問題の個別性への配慮，⑦怒りと攻撃性，⑧秩序と組織，⑨プログラムの明確性，⑩スタッフの統制，の10の下位尺度からなる．最近では，ムースはこの尺度を応用して，職場のストレスを軽減する試みを評価する研究を行っている．

ていってしまった．

　看護師はナースステーションに戻り，暗い話をしていた患者の看護記録に「意欲がみられない」と書き込み，途中で出て行った患者については「具合が悪そうだ」と記した．が，一方で，グループが盛り上がらないのは，自分のやり方や話し方が下手なせいではないかとひそかに落ち込むのだった．

　この場面で問題なのは，この看護師が退院＝うれしいこと，と思い込んでいることだ．彼女自身，やっとその患者を退院させることができてうれしかったので，患者たちも同じように退院を待ち望んでいるものと思っていたのだ．

　現実には，患者にとって退院はいいことばかりではない．ほかの患者が話題にした退院して死んだ患者のように，自分も外の社会で生きていけるだろうかという不安もある．再入院の可能性だっておおいにあるのだ．だから退院にあたって，うれしい気持ちのほかにもっと複雑な気持ちがあるということを，患者は暗く盛り上がらない雰囲気を通して伝えていたのだ．このとき感じた違和感にもっと注目し，グループに問い返していれば，患者たちのそうしたさまざまに葛藤する気持ちに近づけたのかもしれない．

明るい雰囲気へのスタッフのこだわり

　日本語で「雰囲気がいい」といえば，明るく活発な雰囲気のことを指す．だから，明るく活発なグループは良いグループ，暗く沈うつな雰囲気のグループは良くないグループだと思い込んでいる人がいる．カンファレンスでも，議論が低調だと評価が下がる．

　けれども，治療的に考えれば，この思い込みは危険だ．明るく活発な雰囲気といっても，本当に生き生きと充実した雰囲気の場合と，単にはしゃいでいるだけの，空騒ぎのような雰囲気の場合とがある．前者であれば問題ないが，後者の場合は，話題は次々に出てきて，うわべは活発なのだが，話に実がなく，後で何を話したか思い出せないくらいのことが多い．海上寮ではこれを外見はピカピカで派手だが中身がない「ピーマン・グループ」と呼んで

いた．これはむしろ躁的防衛というべき状態で，実はうつがその底流にあると考えたほうがよい．

私たちはうつを恐がっているが，うつに向き合い，自分の無力さや怒りや孤独といったものをもちこたえ，生き延びることが成長には不可欠なのだ．これから目をそらすことが，かえって問題行動や症状になって表われるといってもよい．強迫的に何かを成し遂げようとするより，うつに向き合うほうが，苦痛ではあるがはるかに治療的なのだ．

グループがうつ状態になったとしても，それを無理やり明るくする必要はない．そこにある感情に耐えてもちこたえることこそ，スタッフに望まれていることだ．

分裂病患者のグループの雰囲気

慢性閉鎖病棟での実習で，1人の学生が，若い頃に入院し，以来30年以上も入院し続けている患者を受け持った．その患者は学生の受け持ちになることをべつだん嫌がるふうではなかったものの，学生からの質問に「うん」とか「いいや」と頭を振るくらいで，自分からはほとんど口を開かなかった．そのため，会話は続かず，学生は一対一でそばにいることに気詰まりを感じていた．そこで，同室の患者をさそって一緒にトランプでもしてみればと教員がアドバイスした．

学生の誘いに応じて，受け持ち患者を含めて4，5人のメンバーが集まった．当初，学生の心配は，長期入院しているその患者が果たしてトランプをすることができるだろうかということだった．が，そんな心配をよそに，学生がおそるおそるカードを配ると，患者は震える手にちゃんと配られたカードを持ち，どうやらルールもわかっているようだった．ただ，注意していないと，ときどき順番を飛び越してカードを先に捨ててしまったり，ボーッと何かに気を取られて自分の番を忘れてしまったりすることがあった．

けれども，このトランプゲームで学生が当惑したのは，患者がそうした間違いをすることでも，薬のせいで震える手のことでもなかった．何だと思

う？

　それは患者がトランプを楽しんでいるのかどうかがわからないということだった．勝ってもニコリともしないし，負けて悔しがるわけでもない．終始，淡々としている．余計な話もしないし，「アッ」とか，「シマッタ」とかいうでもない．患者はお付き合いでやってくれただけなのだろうか．自分は患者に本当は嫌なことを押しつけてしまったのではないだろうか．でも，次の日，患者の方から再びトランプを持ち出したところをみると，どうやら楽しくなかったわけではないらしい．何なんだ，一体．

患者は雰囲気を感じている

　統合失調症の患者には感情を表出することが苦手な人が多い．しかも，向精神薬が刺激に対する反応を抑制し，表情を平板なものに変えてしまうという副作用もある．そこで，感情を汲み取る能力も低いと思われて，まるで感じていないかのように誤解され，カルテに「感情鈍麻」などと記載されていたりする．学生が当惑したのも，患者の感情的な反応の乏しさだった．

　しかし，感じていないかといえばそうではない．場の雰囲気を感じ取る感覚が一番鋭いのが，実は精神科の患者たちだ．鉱山で坑道に湧いてきたガスをいち早く察知して騒ぎ立てるカナリアのように，彼らは病棟の雰囲気の異変を感知する．患者が職員の勤務交代や退職に反応して落ち着かなくなったり，引きこもってしまったりすることはよくあることだ．病棟のなかでだれかが亡くなったというときなどには，それと知らされたわけでもないのに，みんな布団をかぶってしんと静まり返ってしまう．

　ただ，彼らは自分の感じたことを適切に言葉で表現したり，処理したりすることが苦手だ．そのため，ときには妄想的に意味付けてしまうこともある．

　グループでもそれと同じことが起こる．話題が途切れたり，どことなく気詰まりな緊張感が漂うようなとき，自分の妄想をしゃべり始めたり，だれからとがめられた訳でもないのに，なぜか「ごめんなさい」と謝り始めたりする患者がいる．ほとんど自分からグループのために身を投げだしているとし

かみえない．まるでギリシャ神話に出てくる白兎だ．ときにそれで火に焼かれてしまうようなことが起こる．

　患者たちの多くは，幼いころから緊張の高い家族というグループのなかで葛藤にさらされて生きてきており，対人的な感受性がふつう以上に高い．そのせいで病気になったともいえ，それに比べると，概してスタッフの方の感受性は低い（そのおかげで病気にならずに済んだわけだが）．だからスタッフより患者たちの方がグループのなかでその能力を発揮する．

　例えば，こんなエピソードがあった[4]．病棟グループの最中，1人の女性患者が声を立てずにひっそりと涙を流していた．そのときのグループの話題は，特に悲しいことでもなんでもなかったので，彼女がなぜ泣いているのか不思議だった．ただ，グループの前に，家族から母親の具合が悪く外泊は無理との連絡が入っていた．

　そのとき，グループの輪の外に立っていた若い統合失調症の患者がこれまた突然に「おかあさーん」と声をあげた．その振り絞るような声は，前の患者の流す涙と呼応して，ざわついていたグループは静まり返った．

　このようにグループでの発言や行動の意味がわからなくても，どこかでつながっていることが多い．ほかの患者に「どうしてあんなことをしていると思う？」あるいは「何を怒っているのだろう」と尋ねてみると，意外と躊躇せず自分なりの解釈や説明をしてくれたりする．彼らなりに感じ取って共感しているのだ．「お母さーん」と叫んだ患者も，家族から疎まれて育った過去をもっていた．

患者をつながりのなかで理解する

　グループでは，ただ雰囲気を読むだけでは十分ではない．その雰囲気を，その場の社会的文脈——これまでのいきさつ，その背景にある人間関係，状況などといったもの——と結びつけていく必要がある．前の例では，グループ前に家族から連絡があったことや，それぞれの患者の家族背景を知らなければ，単なる「訳のわからない出来事」になってしまう．

ある病院に招かれて，医師たちと見学に行ったとき，こんなことがあった．そこは院内でも最も退行の著しい慢性患者を集めた病棟だった．そこで病棟グループを始めたというので見学に行ったのだ．

 病棟グループが始まり，私たちが訪問の挨拶をしたところで，やや離れて座っていた1人の男性患者がやおら立ち上がり，ズボンを下ろしてペニスを見せ始めた．周りが啞然とするなかで，同行した医師がすかさず「そんなに立派なものを見せて威張らなくてもいいよ」と声をかけると，その患者は納得したように悠然とそれをしまい込んだ．

 このときの患者の行動を「退行した患者の病的行動」とみれば，あわててたしなめ，退席させることになったかもしれない．けれども，この医師は「客人に自分の"立派なもの"を見せて威張っている」とみて，そう返したのだ．

 このように，患者の行動を症状としてみるか，それとも何らかのメッセージとしてみるかは，その人の治療的センスといってよいだろう．そしてそのセンスは患者を人としてどう理解するか，治療をどう考えるかということにつながっている．いってみればその人の哲学だ．

 「退行した患者の病的行動」という見方からは，その場のダイナミクスも関係性もみえてこない．医学的なレッテルを貼っているだけだ．一方，「威張っている」という見方は，自分たちが突然そこに現われたことに，患者たちは当然反応しているだろうという推測が前提にある．そこでその医師は「立派なものを見せて威張っている」と自分たちとつなげて解釈したのだった．"立派なもの"というユーモアのある表現は，患者が示してくれた反応に感謝し，感服さえしていることを伝えている．それは確かに患者に伝わった．こうして患者の行動は病的な迷惑行動，反社会的行動ではなく，客人へのご挨拶のようなものに変わったのだった．

 もし精神科の患者が感情的な反応に乏しいとしたら，それは感情の機微に満ちた人間的交流のない病棟環境のせいだ．こちらが彼らに感情を込めて反応すれば，彼らもそれに反応する．以前には統合失調症の患者には冗談が通じないという言説がまかり通っていたが，それは治療者が決まりきった無意味な質問しかせず，患者とユーモアを交えた会話を交わす習慣がないという

ことを証明しているに過ぎない.

患者たちの隠された対人交流能力

　病棟での患者たちのやりとりをつぶさにみていると，会話はなくても結構お互いに気遣いしあっていることがわかる．初めての入院患者がいると，患者のだれかが近寄り，それとなくオリエンテーションをしてくれる．食事や入浴の時間にはじまり，困ったときにはスタッフのだれにいうとよいか，だれの夜勤のときは早く寝たほうがよいか，あるいはここではどんな行動が許されて，どんな行動が許されていないか，といった情報を与えてくれるのだ．その一方で，入院に至った経緯，職歴や家族構成，といった情報を聞き出している．専門家も顔負けのアナムネーゼをしっかりとっているのだ．こうした患者からの働きかけが，初めて入院する患者の不安をどれほど和らげてくれ，その後の入院生活をどれだけスムースにしてくれていることか．

　こうした患者同士の治療的とさえいえる相互交流についての研究がある．スタッフの手薄になる準夜帯に女子閉鎖病棟のデイルーム（ホール）で患者たちとともに過ごし，彼らがどのように互いにかかわりあい助け合っているかを参加観察したものだ[5]．そこでは，急に「私，4歳」といって幼児語で甘え始めた患者がいて，それを見ていた患者が，「あの人，4歳のころからお母さんに甘えられなかったそうで……」とその患者の行動と生育歴とを結びつけて解釈していたという．ところが，そういう患者自身も決して具合がよいわけではなく，奇異な行動や失禁があって，また別の患者に世話されていたと記されている．

　こうした光景を見ていると，患者たちがいなければ入院治療は成り立たないということがよくわかる．もっとも，入院したばかりの患者に，「ここに入ったら医者（看護師）のいうことを聞かなければ，二度と退院はできないよ」などといって脅かす，困った患者もなかにはいないではないが．

とにかく始めてみよう

　グループワークを始めたいと考えている人からよく質問されるのは,「患者は集まるでしょうか」「続くでしょうか」ということだ．そんなとき大抵私は,「何か特定の目的をもってやろうとしたり,張り切ってやろうとしたりしなければ,大丈夫」と答えている．「何となく」でいいから,集まってみればよいのだ．後はスタッフ自身が「何となく」そこにいられるようになれば,患者はやってくる．何かをしなければ,あるいは何か話さなければという強迫観念にとらわれることなく,自然にそこにいられて,そこが安全な場だという雰囲気ができてきさえすればしめたものだ．

　前に紹介した学生と患者とのトランプゲームでは,その独特の雰囲気に戸惑いながらも,学生が妙にはしゃいだり盛り上げたりせず,「不思議だなあ,何なんだろう」と思いつつゲームに付き合ったからこそ,患者は次の日もやろうという気になったのだろう．その雰囲気を感じ取り,患者はどんな気持ちでいるのだろうと興味・関心をもつことが大切なのだ．

5 グループの大きさ

　精神療法家やソーシャルワーカーといった対人関係にかかわる職種のトレーニングとして行われるものに,「体験グループ」という方法がある．このトレーニングの目的は，グループワークの技術の習得というより，自分に向き合い，自分や他者への気づきを深め，対人的な感受性を高めることだ．グループセラピーやグループワークでは，自分という人間が治療や観察の道具となるので，こうしたトレーニングが不可欠なのだ．雰囲気についての感受性などもこうした体験を通じて磨いていくことができる．

対人訓練としての体験グループ

　体験グループにもいろいろなやり方があるが，基本的なスタイルを紹介しよう．

　基本的な，というだけあって，セッティングもやることもいたってシンプルだ．数人が円になって座り，話し合うというもの．必要なのは椅子だけだ．ゆっくり座れるソファがあるといいのだが，そうしたものがなければ，ありあわせの椅子を並べることになる．

　テーマは決まっていない．リーダーとかコンダクターと呼ばれる人はいるが，司会者のように話題を提供したり，指名して話させたりもしない．開始時間がきたら「始めましょう」「どなたでも話したいことがあればどうぞ」というくらいで，終了時間がきたら「終わりましょう」と言って終わる．

以前，ガンザレインという米国の集団精神療法家の体験グループに参加したときには，時間になっても彼は何も言わず黙ったままであった．後で聞けば，開始時間はみんな知っているのだから，わざわざ言う必要はないということだった．体験グループというものに慣れたメンバーであればそういうやり方もありうるのだろうが，何の言葉もなく，いつのまにか始まるグループというのには，ちょっと驚かされた．

　体験グループでメンバーに期待されているのは，その場で感じたことや頭に浮かんだことを率直に話すことだ．グループで自由連想をすると思えばよい．ただ，ふつうの討論と違うのは，頭で考えたことを述べ合うのではなく，感じたことを感じたまま，口にすることが奨励されていることだ．しかも「今，ここで（here & now）」が原則で，今まさに起きてくる感情や思いを，その場でオープンに語り合うことが求められる．メンバーは何か話したいときに話せばよく，無理にでも話さなければならないということはない．だが，グループでは，自分を投入したぶん，得られるものも多い．

"氷を割る"

　あらかじめ決まった話題がないというのは，はじめはたいへん気詰まりなものだ．「いやあ，緊張しますね」と率直に切り出してくれる人がいると，どこかホッとする．

　通常の社交的な集まりでは，こうした気詰まりや不安を解消するために，自己紹介という儀礼で始まることが多い．それを儀礼というのは，実際そのとき語られることがらに，たいして意味はないからだ．一通り自己紹介しても，覚えていることはわずかだ．こうした行為を英語では"break the ice（氷を割る）"という．最初の凍りついたような沈黙を壊すという意味だ．

　体験グループは社交が目的ではないので，自分から名乗るのが嫌ならば，わざわざ名乗ることもない．もし本当に自分を知ってもらいたいと思えば自己紹介すればよいし，人に尋ねたければ尋ねればよい．むしろ自己紹介をしたくなる気持ちについて，関心を向け，吟味してみようというのだ．

グループの大きさと緊張の度合い

　グループといってもどのくらいの人数かでずいぶんと雰囲気が違ってくる．参加者の数が大体10人を超えると，「人が多くて緊張してしまった」「もっと少人数のほうが気楽に話せるのに……」という感想がよく出てくる．さらに20人以上ともなると，戸惑いはますます強くなる．

　だからといって，それで，グループは小さいほうがよいと結論を出してしまうのは早計というものだ．量は質でもある．大きいか小さいかは，さまざまなかたちでグループの性質に影響を及ぼしているのだ．

グループの大きさの違いを体験してみる

　私の勤務する大学では，3年生の授業で，1クラス60人を2組に分けて，グループセラピーの演習を行っている．一種の体験グループだ．

　まず，教室から机を取り除き椅子だけにした広いスペースに，30人が1つの大きな輪になって座る．すると，入学時から同じクラスで互いに気心が知れている者同士なのに，学生たちはひどく緊張して戸惑いをみせる．

　そこで「だれでもいいから今感じていることを言ってください」と声を掛ける．だが，ほとんど反応する学生はいない．床を見詰めて固まっているか，隣同士で顔を見合わせ，気まずそうに笑いを浮かべたりしている．

　それでも1人ひとり指名して聞けば，「緊張してます」「いやだなと思います」と答える．「どうして緊張するのだろうか」「何がいやなのか」と問い返すと，「輪が大き過ぎて，みんなの顔がよく見えない」「反応が確かめられないから不安だ」とか，「距離がありすぎて，話す気になれない」「何を話しても通じないような気がする」といった声がポツリポツリとあがる．だが，それに続いて発言する者はいない．

　1人が発した言葉は，グループの輪の真ん中に広がる「何もない空間」にポトリと落ちて，波紋すらも広がっていかないといった感じだ．結局，話が途切れてしまう．空しい．

あえてそんな雰囲気を変えようとしても，30人もの人が相手では，ちょっと無理な気がする．そんな人がいればかえって浮いて見えるかもしれない．

グループが小さくなっていくと

次に，輪を半分に分けてみる．部屋のなかに15人のグループが2つできる．このくらいの規模だと，同じ輪に座ったメンバー同士の表情を見極められるようになる．だれかが「緊張するね」というと，言葉にはならなくても，「そう，そう」というようにうなずくのがよく見える．そうしてポツポツと言葉が交わされるようになる．

やがて，2つに分かれたグループのうち，どちらかのグループで徐々に発言が活発になり，一斉に笑い声があがるようになる．すると，もう1つのグループは，ますます沈黙がちになり，ときには気まずそうになる．まるで2つのグループがシーソーをしているようだ．そうかと思えば，2つのグループが互いに競い合うように盛り上がっていくときもある．学生たちもほかのグループが気になるようで，なかには，隣のグループを振り返って見ている者もいる．

「話す人」「話さない人」

こうして，グループで話が続くようになると，次第に「話す人」と「話さない人」がはっきり分かれてくる．ときには，よく発言する人が黙っている人を「なぜ話さないの」と非難しだすこともある．

最後に，さらに半分に分かれて7，8人ずつ，4つのグループの輪になってみる．すると，それまで口を開かなかった人も，話さないでいた理由やどんな気持ちでいたかについて語りはじめる．最初の30人の大グループのときのように，話題が途切れることはあまりない．また，今体験した気まずさについての話から，過去の体験を思い出して語り始める人もいる．グループが小さくなるにつれ，話題がパーソナルなものになっていくのだ．雰囲気もな

んとなく親密なものになる．そしてこの傾向は，さらに3，4人のグループに分かれてみるといっそうはっきりしてくる．

グループの大きさが相互交流の質に影響する

　このような演習を通して学ぶのは，グループの大きさが，そこに起きる相互交流（インタラクション）の質にどのように影響するかということだ．
　30人の大グループでは，メンバーはグループでいることに明らかにプレッシャーを感じている．けれどもメンバー個人とグループの間には距離があって，一体感をもつには至っていない．お互いの反応がすぐにみえないこともあって，同一化しにくいのだ．
　そのため，メンバー個人のなかには「話すか，話すまいか」というアンビバレンスが生じてはいるものの，1人ひとりにかかる「何か話さなければならない」というプレッシャーは意外と小さい．だからどんなに気まずくても黙っていられる．
　また，指名されない限り，責任は30分の1なのだから，その他大勢のなかで「無理にしゃべらなくてもいい」「目立たずに好きにしていられる」というような自由が大グループにはある．匿名でいられるわけだ．あえて話すとしても，その内容は，とりあえず「輪が大きい」とか，「顔が見えない」とか，具体的だが表面的な印象が中心である．内面に踏み込む会話になるには，相当の時間が必要だ．
　グループのサイズが小さくなるにつれ，メンバーは同一化できる相手を見つけやすくなる．けれども15人程度の中グループだと，まだ1つのグループとしてまとまるには難しく，より少人数のサブ・グループが生まれてくる．
　「話す人」と「話さない人」というような2つのサブ・グループに分かれるのはその1例だが，個人のなかの「話すか，話さないか」のアンビバレンスは，サブ・グループ同士の対立のなかに解消されていく．
　さらにグループが小さくなると，メンバー同士の同一化が進みやすく，かなり親密な雰囲気が生じてくる．こうなるとグループでいることの違和感は

減り，プレッシャーもあまり意識しなくなる．だが，実は心理的に狭い空間に囲い込まれているのだ．

　黙っていると無視しているように思われるのではと不安になるし，話に乗れないと取り残されたような気がする．そうかといって話の腰を折るようなことを言ったり，面と向かって反論したりするのには勇気がいる．だから，無意識のうちに調子を合わせようとしてしまう．

　特に 3, 4 人の小グループともなると，物理的にも心理的にもグッと距離が近くなる．また，人数が少なければ少ないほど，1 人ひとりが話す持ち時間が長くなるために，話す内容も詳しく，密度の濃いものになっていく．こうしてプライベートで内面的なことがらが語られるようになっていく．こうなると，1 人だけ話から抜けたり，調子をはずしたりすることは，ほとんど不可能に近い．

サブ・グループ

　グループ内に生じるサブ・グループの例としては，例えばグループワークに真面目な学生と不真面目な学生といったものがある．けれども，グループワークに対してやる気を感じない面は，どのメンバーにもある．不真面目な学生だって興味がまるっきりないわけではない．ところが，グループのなかでは「真面目な学生」や「不真面目な学生」といったグループ役割が出来上がるのだ．それは家族のなかで家族役割がうまれたり，社会のなかで「非行少年」とか「精神障害者」といったカテゴリー化が起こるのと同じだ．

　サブ・グループ化はグループワークにとって分裂をもたらすものとして，望ましくない現象と思われがちだが，逆に，サブ・グループ化を積極的に利用して，グループ・アイデンティティの形成を促すことによって，個の確立をたすけたり，サブ・グループ同士の共通点や違いを吟味することによって，個々の意識のなかにある問題を明らかにしていくことができる．特に病棟のように大きな集団の場合，同じような病気をもった者同士，同世代の仲間，同性の仲間などのサブ・グループに働きかけることも重要なことだ．

グループとしてのまとまりは危険と隣合わせ

　グループがまとまり，いわゆる共感的な雰囲気が高まると，メンバーは安心して感情を表出することができるようになる．そのため，小グループは，自我の比較的しっかりした人が明確なモチベーションをもって参加する場合には，大変効果を発揮する．

　けれども，これには落とし穴がある．グループでいることに違和感がないと，そこにグループからの無言のプレッシャーが働いていることをほとんど意識しなくなってしまう．その結果，自分を不用意にさらけ出してしまったり，親密な雰囲気に飲まれて，つい言い過ぎたりしてしまい，後で後悔するようなことが起きかねない．用心しなければ，結果的にグループ体験が心理的な外傷の再現となることもありうるのだ．

　人数が多ければ多いほど，まとめようと思えばよほどの力を振るわなければならない．大きい声で号令したり，権力を振るったり，繰り返し暗示をかけたりする必要がある．けれど，そうしていったん大集団がまとまると，ナチスのように恐ろしいことにもなる．詐欺まがいのマルチ商法やカルト集団のマインド・コントロールは，そんな大グループの副作用を悪用したものだ．

　逆に，意図的にそうした人工的な力を振るいさえしなければ，大グループではむしろ巻き込まれる危険性が低い．だから，親密な一対一の関係を作り出すことに対してはきわめて警戒的な統合失調症患者でも，まとまりのない大グループ（病棟ミーティングなど）には参加していられるものだ．

グループの適切な大きさと枠組み

　グループはその目的に応じて，適切な大きさというものがある．やはり，じっくり内面に目を向けるためには，情緒的な深まりと安全性のつりあいが必要で，多すぎても少なすぎてもいけない．集団精神療法（グループ・サイコセラピー）では，大体患者7，8人に治療者が1，2人といったサイズが望ましいといわれている[1]．

後で述べる治療共同体のコミュニティ・ミーティングには，20人以上，ときには100人近くもの人々が集まる．これは，主として統合失調症患者を対象として日常生活における現実的な課題を話し合うことが中心なので，この人数の大グループでも大丈夫なのだ．

健康な人を対象とするエンカウンター・グループでも，適切な人数はやはり7，8人から18人程度とされている[2]．病棟のベッド数も，学校のクラスの人数も，本来は20人程度が望ましいのだろう．欧米では，病棟は大体，20床前後というところが多く，私が英国で研修した病棟も患者は16人しかいなかった．スイスの精神病院でも，かつては20人を超えていたことがあるが，うまくいかなかったということだ．日本では，60人が普通だというと，「それはネグレクト（遺棄）だ」とたいへん驚かれた．虐待だというのだ．

もっとも，カール・ロジャーズはかつて，800人もが参加した「シクロ」と呼ばれる巨大なエンカウンター・グループを行ったといわれている．参加者が体育館に幾重にも輪になり，2日間にわたって行われたそうだ[3]．

ただし，いくら健康な人のグループとはいえ，グループの安全を保証するためには，発言を無理強いしないこと，一致団結を求めないこと，盛り上げないこと，時間や場所などの枠組みをはっきりさせておくことといった，いくつかの条件が必要なことはいうまでもない．

6 グループのバウンダリー

バウンダリーとは境界のこと．内側と外側を区別する大事な垣根のようなものだ．例えば，人間の身体は皮膚というバウンダリーで外界から隔てられ，守られている．火傷などで皮膚が大きく損傷されれば，命さえも危うくなる．けれども，皮膚にはいくつもの開口部があって，身体の外から酸素やさまざまな刺激を取り入れる一方で，体内から体外へ水分や熱を放出したり，内部で起こっていることについての情報を，皮膚の色や発疹などによって知らせたりしている．つまり，リフトンがいうように「境界というものは，また架け橋でもある」[1]わけだ．

グループにとってのバウンダリー

グループワークを始めようというとき，いつどこで何を行うか，どのくらいの時間にするか，メンバーはだれにするか，回数を決めて行うかどうか，というようなことを決めるが，こうした枠組みはグループのバウンダリーを設定することを意味する．

バウンダリーには固いものからゆるやかなものまでいろいろある．最も固いバウンダリーをもつのは，目的と時間や場所，実施回数などが明確に決まっていて，固定した参加メンバーで実施するようなクローズドなグループだ．正規の集団精神療法やSSTのグループなどはこうしたやり方をする．

反対に，だれでも参加でき，いつのまにか始まり，いつのまにか解散にな

るといったタイプのオープンなグループは，きわめてゆるやかで柔らかいバウンダリーをもっていることになる．バウンダリーが内と外を隔てる壁というより，架け橋としての機能が大きいグループだ．井戸端会議のように，デイ・ルームやホール，待合室などで自然発生的に生じるグループがそれに当たるだろう．実際に行われるグループワークは，この2つのタイプの間のどこかに位置することになる．

グループを始めよう

　グループは，その目的や課題がはっきり決まっていなくても，時間や場所のバウンダリーさえとりあえず決めれば始められる．

　例えば，海上寮には「3時半グループ」という名前のグループがあった．これは，その名の通り，水曜日の3時半に始まるグループで，時間と場所だけが決まっており，どの病棟からもだれもが参加できることになっていた．当時まだあった閉鎖病棟からも外出許可のある患者は自由に参加できたし，看護師が同伴してやってくる患者もあった．

　このグループが3時半に設定されたのは，午後のプログラムが3時には終了してしまい，スタッフのお茶の時間になるので，患者たちは夕食まで何もすることがなかったからだ．そこで，どこかで集まって話でもしようということになったのだ．話題はその時々で変わったが，このグループでの話し合いから院内喫茶店が作られ，掲示板が設けられるなど，新たな活動が次々と生まれていった．

　また，個人面接を希望した患者に，それよりはグループで話をしようと提案して，病院の図書室でグループを始めたこともある．たまたま，彼が大学生で知的関心が高く，本や音楽や映画などに興味を持っていて，病棟での日常的な会話に飽き足らない様子だったからだ．時間と場所を決めて掲示板に広告を出し，当日には彼が全館放送で参加を呼びかけた．場所を病棟外の図書室にしたことで，年齢を越えて似たような趣味や傾向をもった患者たちが集まって来た．意外にインテリな人たちや，こんな趣味があったのかと驚

かされる人も多くいて，病棟グループとはちょっと違った表情をみせていた．ちなみにこの図書室も，3時半グループでの話から，患者とスタッフが力を合わせて古い病室を改造し，棚を作り，寄贈された本を分類して並べるなど，文字通り手作りで開設したものだった．

「この指とまれ」方式

　「何をやるか」がまず決まって，後からメンバーや時間と場所を決める場合もある．「この指とまれ」式のやり方だ．患者でもスタッフでも，やりたいことを思いついた人が時間と場所を決めて，同好の士を募るのだ．毎日のスポーツやレクリエーションは大抵いつもこの方式がとられ，バレーボールや野球など，たくさんのメンバーが必要なスポーツをしたいときには，やりたい患者が各病棟に声をかけて回っていた．

　「おいしいものを作って食べる会」というグループもあった．公式プログラムのなかに，退院して1人暮らしをする患者のための料理教室があり，栄養士が指導していたのだが，回数限定のため，それを卒業した患者のなかに，もっと自分の好きな料理を作って食べたいという希望が出てきて作られたものだ．ほかにも，「カラオケ同好会」や数か月がかりで完成にこぎつけた「8ミリ映画を作る会」[2]など，いくつものグループが「この指とまれ」方式で作られた．

　年中行事の運動会などは実行委員会が作られ，各病棟から代表の患者とスタッフが出席して話し合いながら企画を練った．また，病棟行事やレクリエーション，各種グループの費用についても，代表者が集まって年間予算の配分を決めるようになった．

グループに選ばれるという栄誉

　メンバーだけが先に決まり，次に何をやるかを決め，それから時間と場所を決めたこともある．例えば，当時まだあった女子閉鎖病棟でのお茶会がそ

うだ．メンバーは，退行状態がはなはだしく，ほかの患者と一緒のプログラムではどうしても落ちこぼれがちだった患者たち5，6人だった．身の回りの世話もほとんど自分でできない状態だったために，ほかの「もっと具合のよい」患者たちから馬鹿にされたり，露骨に嫌われたりしていたのが，ずっと気がかりだったのだ．

そこで，病室を改造してつくった談話室でレコードをかけ，このために買い揃えた瀬戸物のティーセットを用意して彼らを招待することにした．

はじめは部屋へ入るだけでも怖がって抵抗したり，落ち着かずに出たり入ったりする患者が続出した．予想通り，言葉のやりとりはほとんどなかったが，それでも行儀よくソファーに座り，カップにお湯を注いだり，レコードを交換したりする姿にスタッフが驚かされることもあった．

こうした光景を部屋の外から見ていた患者のなかには，一緒に参加したがった者もあったが，「自分で話ができる人はだめ」と断わった．これまで排除されていた患者がグループ・メンバーとして認められ，いつも参加することを当然のように思っていた患者が排除されたのだった．事態は180度転換したことになる．これは，「弱い立場の患者を馬鹿にしたり，いじめたりしてはいけない」と何百回も口でいうより効果があった．

ただし，こうしたやり方は，ほかにいくつも参加できるグループがあるからこそできるやり方だ．1つしかなければ，これは不公平というものだろう．けれども，ほかに若い女性患者のための「ケーキ作りの会」やおしゃべりの苦手な中年男性のためのお茶会などさまざまなグループがあり，それぞれに「特別扱い」をすることができる仕組みがあったおかげでできたことだった．

グループは容器

つまり，グループというものは容器のようなものだ．入れたい中身があれば，それにあったサイズやタイプの容器を用意すればいいし，興味をひく容器があれば，そのなかに何を入れようかと考えてみればよい．

だからといって「グループワークをやること」が至上命令になってしまっ

ては本末転倒になる．その容器が本当に必要かどうか，適切な容器かどうかを最終的に決めるのは患者だ．実際，どんなにスタッフが用意周到に準備しても，患者の気持ちが動かなければ患者は集まってこないし，いきいきと参加することもない．

　スタッフの役割はせいぜいアイデアを出すくらいにしたいものだ．そして，患者と一緒にグループを作り出すことだ．そのためには創造性が求められる．また，普段から患者のそばにいて，何かやりたいことはないのだろうか，どんなことになら興味をもつだろうか，と関心をもっている必要がある．

グループのことはグループで解決する

　容器としてのグループに最低限必要な条件は，安全であることだ．特に，スタッフであれ患者であれ，グループでいったこと，やったことを後でとがめられたり，どのようなかたちであれ，罰を与えられたりするようなことはぜったいあってはならない．それでなくても，患者たちは薬が増やされるとか，外出や外泊ができなくなるといったことを恐れて，悩んでいることや本当に困っていることをなかなかいいたがらないものだ．グループのことはグループで解決する，それが原則であり，グループのバウンダリーでもある．

　グループのバウンダリーの確保は安全にとっての重要な条件だ．日程や場所がコロコロと変わったり，始まる時間や終わる時間が定まっていなかったりすることは，メンバーにとってたいへん不安なことなのだ．グループが急に取りやめになったりすると，次の回の参加者が減ってしまうこともよくある．開始時間にはスタッフが必ずそこに居ることだ．そして決まった時間には終わるとわかってさえいれば，少々のことがあっても，みんな安心して我慢していられる．

　グループの物理的心理的環境も容器としての安全感を左右する．だれもが参加しやすい場所に，適当な広さの明るく静かな部屋があれば，申し分ない．大きな声を出しても回りに迷惑がかからないようなところが望ましいが，かといって何をやっているかまったくわからないような場所でも困る．グルー

プの途中でメンバーやスタッフが呼び出されたり，放送で中断されたりすることがないような配慮と保障も必要だ．

　グループの時間の長さもバウンダリーを決める要素の１つだ．健康な人（軽い神経症レベルということだが）なら，慣れれば１時間半から２時間くらいのグループでも大丈夫だが，統合失調症患者の場合はそれでは疲れてしまう．病棟グループなどは大体 40〜45 分くらいのことが多い．

メンバーの入れ替わりとグループの危機

　グループにとっての危機となるのは，グループのバウンダリーが脅かされるとき，例えば，今までいたスタッフやメンバーが辞めたり，途中で新しいメンバーが加入したりするときだ．グループ全体がうつ状態に陥ったり，古い秩序を保とうとして，新しいメンバーを排除しようとしたり，具合の悪い患者に攻撃的になったりする．ときには，わけのわからない問題が生じるかもしれない．だが，グループで起きることは，すべてグループと関係しているのだ．だからそうしたときには，そこに何か不安があるととらえて，話し合ってみよう．

　決まったメンバーだけで行うクローズド・グループのやり方は，だれでも自由に参加できるオープン・グループに比べて，メンバーの出入りにまつわる不安に悩まされずにすむというメリットがある．けれども，１回あるいは１クールで終わりになるグループならともかく，継続的に行われるグループの場合，なかなか完全にクローズドというわけにはいかない．

　私が月１回開催している看護師のための体験グループは，毎年，メンバーを更新するが継続参加も可能な，スロー・オープンのグループで，もう８年になる．１年目からずっと参加しているコア・メンバーがおり，いつも年度の終わりと新しいメンバーが加わる最初の回には，かなり注意ぶかくグループに起こる気持ちを話し合っている．

　だが，初めてグループに参加する人にとっては，自分の参加について検討されることなど初めての体験なので，自分が歓迎されていないのかと，びっ

くりすることもある．それに月1回の開催では，何年もかけて作り上げられたグループの雰囲気や文化に後から加わった人がなじむのは，かなり難しい．継続メンバーが自らの体験をそれなりに深めている一方で，途中から参加してきた人がなかなか定着しにくいのが悩みとなっている．

グループの内と外

　総合病院の精神科病棟で，青少年期の患者を対象にした小グループをやったことがある[3]．このときの体験は，グループの内側に入るということが，患者にとってどれだけ重みのあるものかを教えてくれた．

　その病棟には，入院が長期化しつつある若い患者が何人かいた．けれども，中年期のうつの患者が多数を占めていたため，若い人向きの病棟プログラムがあまりなかった．それで，病棟にある学習室で若い人だけのお茶会グループを企画したのだった．のちにこのグループは「若者の会」と名づけられた．（なんとなく誇らしげな響きの名前ではないか？）いつも集まるのは，3名から多くて5，6名といったところで，ときどき外来の患者や面会に訪れた退院患者が参加することがあった．

　そのお茶会に1人の女子患者が参加することになった．彼女はまだ10代半ばで，病棟で最も若く，やせっぽちで，おびえた目が印象的な少女だった．病的な不安のために食事もきちんととれず，ほとんどまとまった会話はできない状態だったので，周囲のだれもが彼女のお茶会参加を危ぶんでいた．45分ものあいだ座っていられるだろうか，第一，その部屋まで行くだろうかと心配したのだった．

　ところが，意外にも，彼女が「お兄ちゃん」と呼んで慕っている患者が誘うと，彼女はその背後に隠れるようにしてやって来た．緊張した面持ちで椅子に腰掛け，黙ったまま，それでも最後までそこにいた．

　そのグループではインスタントのコーヒーや紅茶をすすったり，お菓子をつまんだりしながら，たわいもない話をするほかは，黙ってボーッとしていることが多かったので，口を利かなくても問題はなかった．たまに興味半分

で覗き込むほかの患者から「何してんの」と聞かれると，メンバーも「ボーッとしてんの」と答えていた．ただ，彼女は飲み物やお菓子を勧められても，頑として手を出そうとしなかった．

次の週も，その次の週も彼女はやって来た．相変わらず何も飲まず，何も口にしなかったが，ときどき声を掛けられると，黙って頷いたり，首を横に振ったりして答えていた．そんな彼女が，突然悲しそうに顔をしかめて耳をふさいだことがあった．すると，ほかの患者が，「〇〇ちゃん，声が聞こえるんだね」「ボクも聞こえることがあるけど，怖いんだよね」などといって慰めた．実はその慰めていた患者に幻聴があるということ自体，私には初耳だった．スタッフも知らなかったのではないだろうか．

そうこうするうちに，彼女が退院することになった．お茶会に参加していることを知った両親が，この分なら退院してデイケアに通えそうだと思うようになったのだ．

たまたま退院の日がちょうどお茶会の日と重なった．彼女は少し遅れてお茶会の部屋まで来たが，入り口で立ちすくんだまま，いくら促されても頑としてなかに入ってこようとしなかった．退院するのだから，もうなかに入ることは許されないとでも思っているようだった．

そこで「退院のお迎えが来て手続きが済むまではお茶会のメンバーなんだから，入って来ていいんだよ」と繰り返し説得すると，やっとなかに入って来た．ところが，椅子に座ろうとしておかしな動作をした．椅子に腰掛けようと中腰になったまま，それ以上座ることができなかったのだ．「座りなよ」とほかのメンバーもしきりと勧めたのだが，とうとう最後までその苦しげな格好のまま，参加することになった．

「参加すること」と「存在すること」

彼女の奇妙な行動には一体，どんな意味があったのだろう．今推測できることは，彼女にとって「何かに参加する」ということは，われわれが認識している以上に重大な意味があったのではないかということだ．

私たちはさまざまなグループにもっと気楽に参加することができる．参加したとしても，いいかげんで「心ここにあらず」といったふうにいることもできる．けれども，彼女にとって何かに参加するということは，所属すること，さらにいえば，そこに存在すること(being-in)そのものを意味していたのではないだろうか．彼女にとってはグループの内側と外側とは明確に区別されていなければならず，どちらでもない，あるいはどちらでもあるということは受け入れがたかったのかもしれない．

　彼女にとって退院することは病棟に所属しなくなることを意味し，同時にグループにも所属しなくなることだったのではないか．それは，病棟の——そしてグループの——外に存在すること(being-out)を意味する．だからこそ，そのバウンダリーを踏み越えてグループのなかに存在すること(being-in)に大きな抵抗を感じたのではないだろうか．それは食べ物を体内に摂取することにまつわる，彼女の不安ともつながりがあるように思われる．

　かつて，同僚のグループワーカーからある患者が「グループに参加するのは命がけ」と語ったという話を聞いたことがある．グループに参加することが死ぬほど辛いということなのかと思っていたが，彼女を見ていると，むしろグループに参加することに全存在を賭けているといったほうが適切なように思われる．彼女はほとんど話には加わらず，その場にいるだけだったが，グループにいる(being)こと自体が，彼女の存在(being)そのものだったのだ．

7 グループへの参加

　私にとって最初のグループは，ある日突然降ってきた．病室でタバコを盗られたと勤務室に訴えてきた患者に病棟担当医だった鈴木純一医師が，「それでは病室に行ってみんなで話し合おう」と答えたのだ．そこから，急遽同室者を集めての小グループが開かれることになった．私も驚いたが，患者はもっと驚いていた．「スタッフにタバコを取り返してほしいだけなのに，何で患者が話し合いなんかしなくちゃならないのよ」と泣き声になっていた．それより驚いたのは，その患者が，同室者同士なのに，タバコを盗ったと思っている当の相手の名前も知らないということだった．

病棟ミーティングが始まる

　この突然の小グループがクライシス・グループと呼ばれるもので，いわゆる危機介入の方法の1つだということをそのとき初めて知った．泥棒が現われたり，患者同士が対立したりといった問題が病棟に生じたときに，当事者である患者みずからが話し合いによって解決することを学ぶことが治療なのだということを，私が学んだのもそのときだった．
　この後しばらくして，病棟でコミュニティ・ミーティング（病棟グループ）が開かれることになった．
　ふだんは患者が食事したり，タバコを吸ったり，テレビをみたり，卓球をやったりして時間を過ごすデイルームが，毎週1回，グループの会場に変身

した．食事用のテーブルが隅に片づけられ，丸い椅子だけが大きく円を描くように並べられた．そこに病棟担当の医師，ソーシャルワーカー，補助看護者も含む日勤の看護スタッフ全員が患者と一緒に座って話し合うのだ．

デイルームの一角には，一段高くなった畳のスペースがあり，テレビが置いてあった．グループのときには，ここに陣取って参加する患者たちもいた．また，フロアの真中には太い柱があって，その蔭に隠れるように座っている患者や，壁際に置かれた長椅子から，グループを遠巻きに眺めている患者もいた．

フロアには椅子しか置いてないから，参加者は自由に動き回れる．しかも，患者たちは，これまでスタッフに個人的に訴えることはあっても，お互いに話し合うという習慣がなかったので，輪に座った患者も，何とかしてリーダーである鈴木医師の関心を引こうと立ち上がったり，文句をいうだけいって出ていってしまったり，はじめはなかなかじっとしていなかった．

コミュニティ・ミーティング

　治療の場において，そこにかかわる人々が全員定期的に集まり，そこでの生活で遭遇するあらゆる問題について話し合う大グループをコミュニティ・ミーティングといい，治療共同体では治療の要と考えられている．海上寮では，各病棟ごとにグループが毎週1回開かれていたほか，月1回，病院全体のグループが開かれていた．病棟グループに参加するのは，患者と看護師，病棟担当の医師とソーシャルワーカーだったが，面会の家族や見学者などもよく参加していた．

　リーダーは通常，病棟担当医だったが，「何か困っていることはありませんか」という一言で，あとは患者が言いたいことを言うといった形だった．話題にのぼるのは何といっても，食事についての要求が多かった．ほかにも，当番や泥棒についての苦情，小遣いの増額，暖房の温度とあらゆることが話題にのぼった．治療共同体では，こうした問題を患者とスタッフが一緒に考えながら解決していくことこそが治療と考えられている．

かくいう私も,最初の何年かはグループの輪のなかに座ると緊張して体が堅くなり,発言するにもまずは「エイヤッ」と心のなかで自分に掛け声をかけてからでないと声が出ないというありさまだった.そして,自分の意識にばかり注意が向いていると,回りのことが目に入らなくなる.少なくとも,そこで起こっている出来事のつながりなどは,ほとんどみえなかった.

参加のスタイルを選び取る

ところで,椅子だけで輪になるというグループのセッティングは,ふだんの生活にはまずないスタイルだ.学生のカンファレンスや体験グループでもこの形にすると,「何もないと不安だ」「どうしてテーブルを置かないのですか」というような意見(抗議)が必ずでてくる.ノートを膝に置いたり,上着やハンカチを広げて,下半身を隠そうとする人もいる.

病棟グループでは,畳のコーナーや柱があるせいで,患者にとっては参加の仕方に選択の余地が与えられていた.柱の蔭に隠れたり,遠くから傍観者のように眺めたりしている患者たちも,グループに参加していないわけではない.彼らなりに参加のスタイルを選びとっているのだ.用事があるような素振りで,さりげなくグループを観察しながら脇を通り過ぎていく患者もいた.

隠れたくなる心理

病棟グループは,患者も全員参加が原則だ.だから,始まる前にはスタッフが声を掛けて回ったが,嫌がる患者を無理やり席に着かせるようなことはあえてしなかった.ただし,輪の外から大声で文句をいうような患者には,できるだけ前に出て,座って意見をいうように促した.

グループに患者が参加するように促すには,スタッフみずからまず輪のなかに座って,患者を誘うしかない.スタッフのそばなら安心して寄ってくる患者もいるからだ.ところが,スタッフのなかには,その場にじっと座って

いられない人や，わざわざ椅子をずらして外側に座ろうとする人がいた．まるでオブザーバーのような位置だ．おまけにメモをとっていたりする．

これに似た光景を，ずっと以前に地域の患者会の指導員をしていた頃にもみたことがある．患者メンバーは前の席についているのに，家族会のメンバーが後ろに控えて座り，いくら勧めても前に出てこようとはしなかったのだ．参加するのは患者である子どものためであって，自分のためではないといっているようにみえた[1]．

何もない空間に映し出されるもの

今では，すっかりテーブルのないスタイルに馴染んでしまったので，話し合いの席にテーブルが置かれていると，逆に率直な意見の交換や感情の流れを邪魔する余計もののような気がしてしまう．気づかないうちにかしこまってしまうのだ．

不思議なもので，例えばカンファレンスなどでも，前に資料があると，みな何となくそれを見ている．目を上げて互いを見合ったりすることもない．資料をしまうようにいうと，ようやくお互いを見るようになる．前にテーブルがあると，それにしがみつけるし，下半身(オモテの上半身に対するウラ)を隠すことができて安心なようだ．ノートや上着などで前を覆う人も同じ心理なのだろう．

だが，グループであらわになるのは外見ではなく，もっと内面的な感情や人となりだ．本当はテーブルやノートなどで隠せるものではない．それに，グループのたった数十分間にみせる一面は，ふだんの生活で他人に見せている姿（しかも，患者も友人もしっかりそれをみている）に比べると，ほんのちょっとだというのに．

グループの輪のなかに広がる何もない空間は，あたかも真っ白なスクリーンのように参加者の心の底にうごめいている不安やさまざまな感情を映し出す．そして，この不安や隠された感情こそ，本来，治療的に取り扱われるべきものなのだ．

その点，患者たちは，いつもそんな不安にさらされているせいか，スタッフよりグループに馴染むことが早く，こだわりがない．海上寮を訪れた客はよく驚いたものだが，月1回開かれる100人規模の病院全体のグループでも，患者は物おじせず発言する．また，サイコドラマのセッションで，なりたいものは何かという課題を与えられたある女性患者は，嬉々として床にうつ伏せになり，「金魚！」といって泳ぎ出したものだ．その自由さは感動的ですらあった．このような動きが出てくるのは，何もない空間があればこそだろう．

スタッフが張り切る病棟行事

　グループでは傍観者的な立場をとりたがるスタッフだが，精神病院名物の伝統的な行事では，スタッフがすべての中心になって行われていることが珍しくない．患者の意思はそっちのけで，実に膨大なエネルギーが行事のために費やされている．何日もかけてスタッフが段取りし，すべてに采配を振るってくたくたになる．患者は義理で顔をみせた招待客のように，さっと来て（さっと食べて）帰っていくだけだ．そして感想を聞いても，うれしそうな顔ひとつみせるわけでもなく，判で押したように「よかった」というだけ．

　こんな体験を繰り返していると，スタッフは患者の「自発性の欠如」を嘆きたくもなる．果たして，これだけの労力に見合った治療的効果はあるのだろうか．もしかすると，刺激のない毎日に倦んだスタッフのための行事なのではないのだろうか．

スタッフの役割と患者の役割

　似たようなことが毎日，病棟で起きている．小遣いの管理やら買い物やら，患者ができることまで看護師が代わりにやってしまい，患者からそうしたチャンスを奪い，結果的に能力も意欲も失わせている．それでいて，自分がやるのは，患者が自分からは何もしようとしないせいだと思っている．そして「忙し過ぎて，患者とゆっくり話をする暇もない」と嘆くのだ．そんな病

棟で，患者に「社会的スキルを身につけさせる」ためにわざわざSSTをやらせるのは，おかしなことだ．

　患者自治会を設けているところでも，スタッフと患者との関係が変わらなければ，意味がない．学校や町の自治会でもそうだが，今の時代，こうした活動にすすんで参加しようとする奇特な人はなかなかいない．役員の押し付け合いになるか，ボスが牛耳るか，ということになりがちだ．病棟でも同じことが起こる．患者たちが係を分担することになっていても，なかなか自分から申し出ようとする患者はいない．そこで係を決めるにあたって，あらかじめスタッフがこれはと思う患者に目星をつけ，おだてたり，ときには脅かしたりして（例えば「当番もやれないようでは退院できないよ」とか）やらせるということが起きる．

　また，「自発的に」役員になろうというのは，「ノー」といえない患者か，保身のためにいつもスタッフの顔色を伺い，その意を酌んで動こうとする患者だったりする．そうした患者に限って，スタッフに代わってほかの患者に指図したり，問題を起こす患者に対しても容赦がないボスになる．それはその患者にとってもほかの患者にとってもよいことではない．

　患者に任せるなら，スタッフは差し出がましいことはしないことだ．係が決まらないなら決まらないでもよい．その係は本当に必要なのか，なぜ必要なのかを考えるほうが大事だ．本当に困ったら，自分たちで何とかするしかない．

　だからといって，ほっておけというわけではない．手出しせずに見守りつつも，患者たちのなかにいじめや不公正があったり，スタッフとして言うべき意見があるのなら，その時はこっそりとではなく，公然と口出しすべきだ．スポーツやゲームなどでも，患者相手だと手加減するスタッフがいるが，それは患者をバカにしているようにもみえる．

スタッフの存在感が治療的環境を作り出す

　こうしてみると，グループへの参加の仕方には，日頃の患者とのかかわり

方が表われることがわかる．グループで患者の自由な発言や脱線する行動を抑えたくなる人は，日頃も抑えにかかる癖があるものだ．そういう意味で，グループは日頃の自分たちのケアを点検する機会にもなる．

　スタッフはむやみに手出し口出ししないが，いつも必要なときにはそこにいて助けが得られる，もしくはいつでもスタッフが利用可能である（英語でavailable という）．そんな存在感が治療的環境を作り出す．

　そうした環境があれば，患者はスタッフなしでもやっていけると感じるようになる．かつて海上寮の同僚が，自分のせいで患者がよくなったと感じることが少なくなったと嘆いていたことがあるが，患者が自分でよくなったと思えるのが一番なのだ．「スタッフのだれそれのおかげよくなった」といっているかぎりは，患者はよくなっていない．

スタッフのいるべき位置

　スタッフが存在感だけで機能するためには，その姿をきちんと患者の前に見せることだ．ナースステーションに閉じこもっていたり，スタッフ同士で固まったりしていては，患者に信頼されるはずがない．

　グループでいえば，輪の後ろや片隅にではなく，どこからでも見えるような位置に座る．スタッフだけで固まらず，患者のなかに混じろう．不安そうな患者や，落ち着いていられない患者がいたら，そばについているとよい．

　スタッフが入り口付近に陣取っていると，逃げ出したがっているか，患者を閉じ込めようとしているかのような印象を与える．活動的なグループワークのときにも，いつもだれがどこにいるかに注意を払いながら，自分がどこに位置するのが一番よいかを考えながら動こう．ときどき位置を変えてみて，自分自身どこが落ち着けるか試してみるとよい．窓を背にするか，窓に向きあうかでも，光の加減で見え方がかなり違うものだ．

　どんな時にも，ゆったりとそこに「いる」という雰囲気をかもしだしたい．ところが，そうすると，さぼっているようにみられると思うのか，働き者の看護師はせっせと立ち働き，患者と時間を共有するということができない．

せっかくの大事な時間なのに．

グループへの参加を恐れる看護師

　上のようなことをわざわざ書くのは，看護師の姿勢のなかにグループに参加することへの抵抗がよくみられるからだ．そこには，最初に記したような，不幸な看護教育の影響がある．けれども，それよりさらに大きいのは，グループのなかで自分をさらけ出すことへの恐れのようにみえる．ふだんはすさまじいばかりのおしゃべりな看護師たちも，ミーティングとなると貝のように口を閉ざしてしまう．そして「○○さんはどう思う？」と尋ねられると，困ったような表情をするのだ．そして「個人的な意見ですが……」「私ひとりの考えですが……」（最近では，「私的には……」）などとわざわざ前置きをつけて答えたりする．最初から，その人自身の考えや感想を聞いているのに．病棟グループなどでも，「私の一存では何もいえません」とか「ほかのスタッフと相談してから」と逃げてしまうこともある．とにかく，自分の言葉で語ることを恐れているのだ．

　さらに，患者の依存や怒り，信頼や不信といったさまざまな感情を向けられることに対する恐れもある．感情的に反応してしまうことを恥のように感じているのだ．ユニフォームに身を固めた看護師も，パーソナルな感情がやりとりされるグループのなかでは，ひとりの傷つきやすい人間にすぎない．そこで，ふだんは隠しているつもりの不安や弱さが露呈されるように感じる．その点では患者と何の変わりもない．そして，そこから初めて治療的で対等なパートナーシップが生まれてくるのだ．

　とはいえ，1人しかいない職種の場合は，不安だからといってグループを欠席するわけにもいかないが，大勢いる看護師の場合，担当でもない限り，グループに対する1人ひとりの責任感は薄くなりがちだ（もちろん実際に忙しいという事情があるにしても）．その結果，グループへの出席を口実を設けて避けたり，出席してもスタッフだけで固まったり，輪の外やちょっと離れたところに座ったり，記録をつけることに没頭したり，何かしら用事を見

つけて出たり入ったりすることになる．そればかりか，グループの最中に患者やスタッフを呼び出したりすることも平気でする．もちろん，仕方がない場合もあるのだが，自分の行為や態度がグループに確実に影響を及ぼしていることを忘れてはなるまい．そして自分のその行為もまたグループの一部であることも．

8 グループを観察する

　テレビの刑事ドラマを見ていていつも不思議に思うことがある．刑事が容疑者に「〇月〇日〇〇時に何をしていたか」とアリバイを聞いたり，目撃者に証言を求めたりすると，たいていの人が「ああ，そういえば」とスラスラと答えるのだ．自分のことでさえ，今日1日，いつどこで何をしていたか思い出すのは一苦労だというのに．

シャーロック・ホームズの方法

　観察の達人として知られるのが，シャーロック・ホームズである．彼は初めて訪れた客の服装の乱れや指先についたちょっとしたしみなどから，ぴたりとその人の職業や訪問理由を言い当てた．作者コナン・ドイルは医学部の恩師ベルをモデルにホームズ像を創作したといわれている．ベルは患者が診察室に入ってくるときの足の引きずり方や話し方などから，すぐに病名を言い当てたという．出身地や年齢，顔色，体型など，すべてを照らし合わせて推理したのだった[1]．

　けれども，何人もの参加者がいるグループを観察するのは，本当に難しい．話し手にばかり注目していると，まるでテニス・トーナメントの観客のように，ボール（会話）の動きに合わせて右へ左へと頭を振りながら聞くことになる．そして，沈黙になると目の行き所がなく，床ばかり見ていたりする．

　グループ全体の動きをみるためには，発言している人だけでなく，だまっ

て聞いている人の表情や態度も見る必要がある．発言しないでいるメンバーがどんな気持ちで黙っているのかはしっかり観察しなければわからない．シーンと沈黙が支配しているときでも，よくみると数人のメンバー同士が目配せしあったり，もぞもぞと身体を動かしたりしていることがある．きっと沈黙がかもしだす緊張に耐えられないのだろう．あらぬ方を眺めて，われ関せずといったふうを装っている人もいる．そうした動きは言葉以上にメンバーの気持ちを物語っている．

グループを観察する方法

　話し手の顔や床ばかり見詰めていないで，グループのメンバー全員を見渡すという簡単なことも，やろうとすると意外と難しいものだ．意識してやらないとできない．緊張しているとなおさらだ．グループを端から端までぐるりと見渡そうとしても，緊張していると身体が自由に動かず，観察できる範囲は限られてしまう．特に，真横は見にくいもので，身体を動かさなければ見えない．だから，最初から見やすい場所に座ることを心がけることだ．例えば，横に長く並んだところに座ると，死角が多くなってしまう．明るい窓がある場合，窓に向いて座るより，窓を背にして座った方が逆光にならず，周りが明るくよく見える．

　また，観察していることをメンバーに気づかれないようにと思っている人がいるが，かえって緊張して身体がこわばり，目だけキョロキョロと動かすことになる．そうなると挙動不審で目立ってしまうこと請け合いだ．どっちにしろ，観察しているのは事実なのだし，それが仕事でもあるのだから，なにもコソコソとすることはない．むしろ興味をもってみていますよという姿勢を堂々とみせたほうが自然だ．全身の緊張を解いて，大きく自由に動かしてみよう．そのためには息を吐き出してリラクセーションをするとよい．そうして自分の一番楽な姿勢をみつけよう．

　次に，話すときは相手の目を見て話すようにと大抵は教えられているので，つい話す人の顔に目が行ってしまうものだが，それは避けたほうがよい．「顔

で笑って心で泣いて」というように，人は表情を取り繕うことができるからだ．後でも触れるように，顔を見ないで声だけ聞いていると，声のうわずり，ふるえ，力強さなどから，その人の感情がかえってよくわかる．顔は最後の観察部分と考えよう．

このように，グループでの観察は，ふだんの生活のなかで習慣的に行っている観察とはかなり違っており，ある程度系統立てて行う必要がある．そこで，どこをどのように観察すればよいのか，基本的スタイルの言語的グループを想定して，その方法をみていこう．活動的なグループでの観察は，この応用と考えてほしい．

分割して観察する

まずは，身体を観察しよう．漠然と全体をみるのではなく，身体を上下半分に分けてみる．最初は下半身．それも先端の足の爪先やかかとから始める．

足首を椅子の足にからめるようにしている人，膝をぴったり閉じている人，脚を組んでいる人，貧乏ゆすりをしている人などさまざまだ．

次に上半身に目を移す．まずは手の先から．こぶしを握っていたり，両手をしっかり握り締めていたりするかもしれない．手のひらを腿へこすりつけるようにしている人もいる．肩をいからせ，腕組みしている人もいれば，髪の毛をしきりと気にして触っている人もいる．これも下から上へ，先端から中心へとみていく．

そして体幹部をみてみよう．おなかのあたりに緊張感はないか．肩を落として前かがみになっていないか，それともそっくりかえっているか．なかには上半身をひねって椅子の背に腕を回しているような窮屈な姿勢の人もいる．左右どちらかに傾いているときもある．首をすくめている人もいれば，頭を左右に傾げて肩の緊張をほぐしている人もいる．

さて，ようやく頭部まできた．まずは顔の上3分の1くらいをみてみる．髪の毛はどうだろうか．きちんと整えられているか，化粧はどうか．特に女性患者の場合，具合の良し悪しは化粧の仕方に如実に表われるものだ．

また，皮膚はもう1つの自我といわれるほど心の状態をよく表わす[2]．顔色や乾燥の具合によって，不安や緊張がわかる．眉間のしわ，笑いじわのように，しわにもまた，その人の人生やふだんの情緒状態がよく表われる．顎や額，口の周りにも緊張や怒り，悲しみ，喜び，不満など，さまざまな感情が表われる．ウソをついたり，得意なときには小鼻が膨らんだり，頬が震えたり膨らんだりすることもある．それから最後に目を見る．顔は笑っていても目は別の感情を伝えていることがよくある．

　最後に，全身の姿勢や上半身と下半身のバランス，左右差，全体からかもしだされる雰囲気などに注目する．また，着ている服のかたちや色，アクセサリーなどは，髪型や化粧と同様，その人の気分や精神状態をよく示しているものだ．同時に，その人の自分をこうみせたいというメッセージでもある．若者の好む皮ジャンや戦闘服は，攻撃的な気持ちや傷ついた心を押し包むのにはよい道具だ．

　上のような順序で1人ひとりを観察するのだが，グループでは何人もの人を観察しなければならないから，右から左へ，次に左から右へと，たえずゆっくりグルグルと視線を巡らすことになる．1人の足元から頭の方へ，下から上へと目を移し，次の人も同じように見ていく．したがって，視線は波動を描くように動くことになる．これをグループのあいだじゅう続けるわけで，慣れないとこれだけでも相当疲れる．だが，グループのトレーニングを積んだ人かどうかは，目の動かし方でわかるものだ．

観察が伝えるもの

　1人の学生にまっすぐ歩いてもらい，それをみんなで観察する練習をしたときのことだ．その学生は，上半身は皮ジャンを着て肩をそびやかすように歩いているのに，下半身はよろよろとしていた．観察していた学生に印象を尋ねると，上半身だけを見ていた学生は，「自信ありげ」とか「恐そう」という印象を語り，下半身に注目した学生は「不安そう」「心細そう」と語った．

　このように見るところが違うと，その人の気持ちを違ったふうに解釈して

しまうことがある．観察されたデータから，何を読み取るかは，あくまでも1つの仮説に過ぎない．足首を椅子の足に絡めている人は，椅子にしがみついて安心しようとしているのだろうか．手にハンカチやタオルを握っている人も，不安だからだろうか．膝をきちんと揃えてお行儀よく座っている人は，ただ緊張してかしこまっているのか，それともしつけの行き届いた人なのか．腕組みしている人や足を組んでいる人は，威張っているようにみえるが，逆に自分をしっかりガードしようとしているようにもみえる．笑ったような表情の人がリラックスしているとは限らない．緊張したり，腹が立つと笑ってしまう人もいる．だから，観察したものの解釈は，ほかの観察と照らし合わせていかなければならない．

耳がキャッチする情報

　観察は何も目だけで行うものではない．もう1つの重要なセンサーは耳だ．声のトーンやピッチ，速さ，強さ，イントネーション，ニュアンス，口ごもり方といった音声学的なサインを耳ざとく聞き取ることによって，そこから言葉以上のものが読み取れる．サリヴァンは「精神医学的面接とはすぐれて音声学的（ヴォーカル）なコミュニケーションの場である」という[3]．言葉そのものより，声の音としての特徴が，豊かで確かなメッセージを伝えているというのだ．

　グループでは，人の声だけでなく，耳に入ってくるあらゆる物音が情報となる．例えば，だれかが椅子を引く音，何かを落とす音，だれかが発するため息やあくび，咳込み．通奏低音のように患者の独語する声や，うなり声が低く響き続けているときもある．こうしたさまざまな物音は，グループ独特のざわめきとなって，大きくなったり小さくなったり，波動のように揺れるかと思うと，突然グループに割って入ってきたりもする．

　ときにはそうした音がグループのイライラ感をいっそう募らせたり，逆に頂点に達した緊張感を，大きなくしゃみが一気に押し下げたりすることがある．こうしたことは決して偶然ではない．グループが緊迫すると，知的障害

もあってほとんど会話のできない患者が,「キーッ」と奇声をあげることがあった．その声を抑えようとすると，なおさら興奮して，手がつけられなくなるのだった．けれども，ほかの患者たちがグループで話し合うことができるようになると，いつのまにかその患者の奇声が聞こえる回数も減ってきた．

参加することと観察すること

　グループを観察するのは，気象観測カメラでお天気を観察するようにはいかない．自分がそこにいるだけでグループに影響を与え，同時に自分も影響を受けているからだ．つまり，グループに参加することなしに観察することはありえない．サリヴァンは，精神医学の唯一の方法は，「われわれが観察の対象とする人間とわれわれとがかかわり合ってつくる対人的場において＜関与しながらの観察＞を行うという技術」だと述べているが[4]，グループワークもまた，＜関与しながらの観察＞の方法に基づいている．

　グループにオブザーバーを置き，記録させるやり方があるが，グループの外にいて何も発言しないでいてさえ，その存在はなかなか無視できるものではない．オブザーバーという観察者がいることによって，メンバーの「みられている」「評価されている」という意識がグループに大きく作用し，ときに被害的妄想的不信感がグループにかもし出されることもある．ところが，オブザーバーはグループのメンバーとはみなされていないので，その影響を検討することができず，その不信感がオブザーバーの存在から生じていることに気づかないというようなことが起こる．オブザーバーを置く場合には，その存在をどう感じるかについて，グループで話し合うことが必要だろう．オブザーバーも含めて，1つのグループと考えるのだ．

聞くことと想像すること

　言葉は不思議なものだ．相手を理解する道具にもなれば，相手を遠ざける道具にもなる．奇妙で恐ろしい妄想や訳のわからない話などは，聞いている

ほうも不安になり，耳に蓋をしたくなる．それが毎度のことになればなおさらだ．

　グループのなかで，そんな話が出てきた場合はどうすればいいのだろうか．一対一の場面ならまだしも，大勢の人がいるグループでは，そうした訳のわからない話が出てくると，ますますその場が混乱してまとまらなくなってしまうような恐れが湧いて，思わず止めたくなってしまう．けれど，そうした病的な内容の話が出てきたときにこそ，なぜ今，そんな話が出てきたのか，何に反応したのかを吟味しなければならない．そうしなければ，どんな状況が人を病気に追いやるのかを，いつまでたっても理解することはできないだろう．その反応がどんな文脈で出てきたのか，そこにどんな感情が動いているのかを確かめなければならない．

　この語り手の感情を感じ取るということが，グループでは言葉の意味を理解するよりも重要な作業になるのだが，ただ言葉だけを追って聞いていたのでは，感情に気づけないことが多い．私は声の響きに注目するほかに，語り手の語る情景やエピソードをなるべくイメージしてみるようにしている．あるいは語られた話から連想されるものを頭のなかで追ってみる．そうして自分の内部に動くものに注目するのだ．すると，自分のなかに不安や怒り，悲しみといったある感情が湧いていることに気づく．そうして，逆に淡々と語る語り手に欠けている感情，すなわち隠された感情に気づくのだ．

　訳のわからない話をどうやってイメージとして頭に描けるのか，と不思議になるかもしれない．でも，私たちは，どんなに辻褄のあわない非現実的な話であっても，童話やSFであれば喜んでその情景を思い浮かべ，空想の世界に遊ぶことができるではないか．もちろん精神病者のファンタジーは，童話やSFよりはるかに苦痛と不安に満ち，混乱していることが多いが，それに混じって語られる生の現実は，想像力を用いればかなり接近できるものだ．

　訳のわからない話というものは，精神病者のグループにのみ出てくるものではない．例えば，若いメンバーが集まったグループでは，お化けや幽霊の話で盛り上がったり，嘘か本当かわからないような噂話が出てきたりすることがある．彼らの不安がそうした形で表われ出てくるのだ．

観察の一方法としての共感

　このようにだれかと話していて，あるいはグループでだれかの話を聞いていて，ある感情が湧き上がってくることがある．話し手自身は感情を表にあらわしていないときでも，聞いている側にひしひしと感じられるのだ．

　そうした感情は理屈抜きに感じられるもので，自分がその立場だったらそう感じるだろうという理解や推察から生まれてくるものではない．こうした感覚，すなわち共感は，対象を理解するために必要な観察の一様式とコフートはいう[5]．

　相手との関係のなかで，ある感情にとらわれてしまうという現象は，精神分析では投影同一化のメカニズムによる無意識のコミュニケーションとみなされている[6]．このコミュニケーションの特徴は，ある種の圧迫感，インパクトがあるということだ．どういうわけか悲しくなるとか，なぜだかわからないのに腹が立つというふうに．こうして生じる感情は，実は相手が無意識のうちに伝えてくる感情であって，本人にとっては余りにつらく複雑すぎるために自覚できないでいる，隠された感情なのだ．そうした感情は，自分から切り離されて無意識のうちに相手に流し込まれる．ビオンはこれを「感情の容器（いれもの）」になると表現した[7]．援助を必要としている人の多くは，こうした無意識のコミュニケーションでしか気持ちを伝えられない人たちなのだ．だから，それをキャッチするには，目と耳だけでなく，サリヴァンのいう「アンテナ感覚」を研ぎ澄ましていなければならない．

無意識的コミュニケーションの場としてのグループ

　前にグループの雰囲気について述べた際，「全体としてのグループ」という見方を紹介した．実はこの現象には無意識のコミュニケーションが大きくかかわっている．つまり，個々のメンバーのうちにある隠された感情がグループに投影され，さらに特定のメンバーにその感情が注ぎ込まれていくというプロセスが生じるのだ．

例えば，グループのなかで1人のメンバーが全員の攻撃の的となる，スケープゴートの現象を取り上げてみよう．

まず，個々のメンバーのなかに潜在的な欲求不満の怒りがある．だが，そのことを自覚することで何らかの不安が生じる可能性がある場合，怒りは個々のメンバーから切り離され，グループに投影される．グループが怒りで満たされるのだ．この時，グループが怒りの容器（いれもの）になる．あちらこちらで，ちょっとしたいさかいや対立が起こる．さらに，グループがその怒りを持ちこたえられず，崩壊の危機に直面しそうになると，グループの怒りはあふれ出て，あるメンバーに注ぎ込まれる．悪いのはそのメンバーだ，ということになるのだ．グループにとっての怒りの容器となったメンバーがグループから追放されれば，そこで一件落着のようにみえるが，グループに投影された感情の問題が解決されていない限りは，また別の問題が生じることになる．

3点観察法のすすめ

世の中には「客観的」でなければ事実ではないと思い込んでいる人もいる．しかし，「客観的」ではないという理由で，自分のなかに生じている感情を無視することは，だれかが無意識のうちに伝えてくる大切な感情を無視することにもなる．相手を理解するためには，言葉を解釈したり客観的に観察したりするほかに，自分の感情を吟味してみることが必要なのだ．つまり，自分自身を観察することだ．

そこで，グループでの観察対象は，第一にグループ全体の雰囲気，第二に1人ひとりのメンバー，第三に自分自身ということになる．私はこれを3点観察法と呼んでいる．そして，自分のなかに湧いてきた感情をグループの文脈のなかに置きなおし，あらためて，グループ全体として何が起こっているのかを考えてみるのだ．

実はこの3つのほかに，グループにはそれを取り巻く組織や人間関係，社会，文化が影響しているので，そうした周囲の状況というものを入れて，正しくは4点観察とすべきなのかもしれない．

9 グループのリーダー

「グループのリーダーは，だれでもいいのだろうか」．この問いが発せられたのは，毎年参加しているある集団精神療法の研修会でのことだった．体験グループをやることになっていたのだが，自発的にリーダーをやろうと名乗り出るメンバーがおらず，ゆずりあったあげく，こういう発言が飛び出したのだった．

グループ・リーダーという存在

　グループのリーダーにはさまざまな呼び名がある．例えば，サイコドラマ（心理劇）やグループ・サイコセラピーではコンダクターと呼ぶ．オーケストラの指揮者と同じ名前だ．みずからピアノやヴァイオリンを弾きながら指揮をする音楽家もなかにはいるが，たいてい指揮者自身は，楽器を演奏したり歌ったりはしない．楽譜を自分なりに解釈しながら楽団員に指示を出し，全体としてすばらしい音楽を作り出すのが役目だ．

　電車やバスの車掌も英語ではコンダクターだが，最近ではツアー・コンダクター（通称ツアコン）という人気の職業がある．ツアー客のお世話をしながら，誘導したり案内したりする添乗員だ．よいツアコンがついてくれると，旅行の楽しみがいっそう増す．

　グループ・サイコセラピーでのコンダクターの役割は，オーケストラの指揮者やツアコンのように，先頭に立って，自分の意のままにメンバーを率い

ていくようなものではない．また，グループにはあらかじめ決まった楽譜や旅程表といったものもない．コンダクターは，メンバーの自発性に依りながら，メンバー同士の交流を促し，そこからできるだけ豊かな反応が得られるように，ある種，触媒のような働きをする．

エンカウンター・グループなどでは，グループの相互交流を促進するとい

エンカウンター・グループ

　エンカウンター（出会い）と呼ばれるオープンで直接的な対人関係を通じて，自分の潜在能力に気づき，生きる実感を体得していくことを目的として行われるグループ．1960年代に開花したが，そのルーツには，レヴィンによって始められたTグループと呼ばれる人間関係についてのグループ学習法と，ロジャーズの人間中心アプローチの2つの流れがある．現在，エンカウンター・グループと一般に呼ばれているのは，ロジャーズが開発したベイシック・エンカウンター・グループである．

　ロジャーズはもともと個人を対象としたカウンセリングのなかで非指示的方法やクライエント中心療法を提唱していたが，やがて，一対一の個人療法を超えるものとして人間中心アプローチに行き着いた．これがエンカウンター・グループの基礎をなすもので，集中的グループ・トレーニングへと応用されるようになった．

　1グループは10～15人ほどの参加者と1～2名のファシリテーターで構成されている．オブザーバーは置かない．多くは1週間以内の合宿形式で開催され，3時間程度の話し合いが1日2～3回行われる．あらかじめ設定されたテーマや進め方はなく，すべてはグループ・メンバーに任され，グループが討論の方法や進め方を開拓していく．

　ファシリテーターは，個人的な表現や感情の探求，コミュニケーションを促進する役割を担っており，自由な雰囲気を作るようにグループに働きかける．こうしたベイシック・エンカウンター・グループとは別に，ゲームやボディ・ワークなどを取り入れた構成的エンカウンター・グループと呼ばれるものもあり，自己啓発セミナーやグループ・カウンセリングの技法として取り入れられている．

う要素を強調して,リーダーをコンダクターではなくファシリテーター(促進者)と呼ぶ.

リーダーとして期待される医師の立場

　どんな呼び方であれ,どんなかたちのグループであれ,リーダーの第一の役割は,安全なグループの場を保証することだ.グループの時間には「そこにいる」ということが最低限の任務といってよい.そして開始時間には「始めます」と言い,終了時間が来たら「終わります」と言ってグループの枠組みを示すのがリーダーの仕事だ(もちろんメンバーはお構いなしに出たり入ったりするかもしれないが).

　海上寮では,どんなに若く,グループの経験がなくても,病棟担当医はかならず病棟グループのリーダーを任されることになっていた.わが国では,グループについて専門的な教育訓練を行っている医学部はほとんどない.にもかかわらず,医師はとにかく見よう見まね,イチかバチかでやってしまうものだ.医師が休みのときには,病棟主任か病棟担当のソーシャルワーカーなど,ほかのスタッフが代わって司会をすることもあったが,あくまで代理という位置づけだった.

　もちろん,開始と終了を告げるだけでよいとはいえ,グループのリーダーは大変だ.グループでは,リーダーに対して質問やら要求やら,さまざまなかたちでの依存が示されるのがふつうだからだ.そのうえ,海上寮の患者は,グループで言いたいことを言うトレーニングを長年積んでいて,新人医師といえども容赦はない.しっかりリーダーとしての資質を見極めている.そんな役割を初心者のうちから担わされる医師への,周囲の期待は相当なものだ.こうした場面をみるにつけ,私は医師が有形無形のうちに負わされる責任の重さと大きさを思い,高い給料と社会的地位が与えられるのももっともなことかもしれないと密かに思ったものだ.ただし,あくまでその責任を誠実に果たそうとしている医師に関してだけだが.そしてそういう医師に限って安月給だったりするのは,残念なことだ.

リーダーはだれでもよい？

　リーダーはだれでもよいのかという最初の質問に戻ろう．私の考えでは，答えはイエスでもあり，ノーでもある．

　イエスというのは，実際にだれでもリーダーをやっていたという経験からだ．とにかくグループの場にいること，開始と終了を告げることくらいならだれでもできる．だから，さきほどの医師もそうだが，経験のないワーカーも担当グループをもっていたし，患者がグループを作れば，その患者がリーダーとなった．月1回の病院全体グループの司会を患者が行ったこともあった．

　ケンブリッジのハーフウェイ・ハウスで研修していたとき，週1回夕方開かれるコミュニティ・ミーティングに参加したことがあった．そのとき司会をしていたTシャツにジーンズ姿の若い男性が，実はそこのユーザー（利用者）だったことに気がついたのは，ミーティング後のレヴューが終わって，彼が退席したときだった．

　表情が緊張気味かなとは思っていた．だが，その日のミーティングでは，ユーザーの1人が責任者のワーカーに対して，「自分たちの肉を冷蔵庫から盗んでいる」と，たいへんな勢いで突き上げるということがあり，その議論の激しさに私はすくみあがっていたので，そのとき動じることなくリーダー役を務めていた彼をみて，てっきり熟達したスタッフだろうと思い込んでいた．

リーダーへの依存願望

　では，ノーというのはなぜだろうか．

　確かにリーダーにはだれでもなれるのだが，1つにはメンバーがその人をリーダーと認めるかどうかという問題がある．もちろん，出席者の数がそのままグループの評価だと考えるのは危険だが，同じグループでも，リーダーが変わると，それまで参加していた患者が興味を示さなくなったり，参加者

が変わったりした．

　何度もいうように，リーダーにもっとも投影されやすい感情は依存の感情だ．医師の場合は，患者から薬についての質問や，退院要求などが次々に投げかけられることがある．こうやってリーダーがどんな人間なのか，誠実に自分たちの話を聞く用意があるかどうかを確かめようとするのだ．と同時に，それはリーダーが自分の不安を取り除き，欲求を満たしてほしいという患者の依存願望の現われでもある．

　初心者はそうした質問についつい答えてあげたくなるものだが，それではますますリーダーへの依存を募らせるだけになる．グループの目的は答えを与えることではなく，メンバー1人ひとりが問題解決していく能力を身に付けることだ．だから，どうしてそんなことを聞きたいのか，何かほかに言いたいことはないのか，本当はどうしてほしいのかなどと尋ね，その背後にある不安や隠された感情を取り扱いながら，ともに考えていくことのほうが重要なのだ．

リーダーに向けられる攻撃性

　メンバーが抱く依存にリーダーが答えない場合，依存は怒り・攻撃性に変わる．「このグループは何のためにやっているのか」「リーダーは私たちに何を望んでいるのか」といった疑問をぶつけてきたり，「こんなことやって何になるのだ」といわんばかりにその場を出て行こうとしたりすることもある．それこそが話し合いのきっかけとなるのだが，慣れないと怖気づいてしまうものだ．特に「和をもって貴しとなす」文化をもつ日本人は，すべてをあいまいに「まあまあ」と丸く収めたがるものだ．まして，患者を怒らせ，「悪い」関係になるのは，治療者として失格と考えるような治療者は，慌てて患者をなだめたり，「後で話を聞こう」などといって対決を回避しようとする．これでは「グループで起きたことはグループで解決する」という大原則が見失われてしまう．そしてグループが患者の宥和策に使われ，集団管理の道具となってしまう．

そこでメンバーの攻撃性を共感的に受け止めることがリーダーの仕事になる．ということは切羽詰まった患者の気持ちを感じ取るということだ．そして，その気持ちを行動でではなく，言葉で表現できるようにすすめていくのがリーダーの役割なのだ．治療共同体でも，「コンフロンテーション」ということが重視されている．「突き上げ」とか「直面化」とか訳される言葉だが，「まあまあ」とことを収めてしまうのとは対照的な立場だ．

だが，依存にしろ怒りにしろ，激しい感情を向けられると，だれしも感情が動かされる．自分に対する攻撃性には恐怖を感じたり，逆に怒りが湧いたりしてくるものだ．そのため興奮する患者をグループから連れ出そうとしたり，発言を封じ込めようとしたりしてしまう．薬を増量する医師もいる．患者の怒りによって触発された自分自身の破壊的な攻撃性を恐れる気持ちが，リーダーを不安にさせてしまうのだ．そして自分自身の不安をリーダーが自覚していないと，患者が容易に犠牲になる．こうしたことから，リーダーにはトレーニングに裏打ちされた専門的な知識やスキルが要求されるのだ．だれでもできるわけではないというのは，このためだ．

リーダーをサポートしようとする患者たち

とはいえ，しっかりして頼りがいのある人がリーダーに向いているというわけでもなさそうだ．ある年配の患者は，熟練した院長が病院全体グループのリーダーのときには，正面に座って文句を言ったり，グループから出たり入ったり，気ままに参加していたが，自分の若い主治医がリーダーとなったときには隣の席に陣取り，やおら「時間だから終わるべえ」と最後までリーダーの代わりに仕切ってくれていた．まるで心細いリーダーの後援会長といったおもむきだった．

体験グループなどでは，リーダーの隣の席は敬遠されがちだ．だがどういうわけか，病棟では具合の悪い患者ほどリーダーの横に座りたがるようだ．これも，リーダーを頼ってというよりも，リーダーを何とか援護しようと努力しているようにみえる．無意識のうちに自分の不安をリーダーに投影し，

自分なりに救おうとしているのだろう．だが，悲しいことに言うことややることが混乱しているので，「黙って静かに座っていなさい」とたしなめられたりしてしまう．

そうした姿を見ていると，おそらく家族のなかでも同じように頼りない親を支えようと涙ぐましい努力をしてきたのではないかと思うのだ．

ケンブリッジのコミュニティ・ミーティングでのコンフロンテーション

上に述べた，ケンブリッジのハーフウェイ・ハウスでは，ユーザーがスタッフを「自分の食べ物を盗んでいるのではないか」とコンフロンテーションしていた．

この訴えは，事実だろうか，それとも妄想だろうか．いずれにしても，スタッフが何かを与えてくれるどころか，生きるための糧を奪っているというのだから，そこにある不信感と怒り，恨みは尋常なものではない．事実ならば，由々しき問題である．あくまで追及して止めさせ，食べ物を奪い返さなければならない．妄想ならば，そこに表明されている（おそらく彼の病気の根本にかかわっているだろう）不信感，怒り，恨みといった感情を，なんとか取り扱わなければならない．いずれにせよ，そこで話し合うしか解決の糸口はないのだ．

実際，熾烈な議論が展開した．そのハーフウェイ・ハウスでは，ワーカーが妻子とともに住み込んでおり，ユーザーとワーカーの家族の分の食料を一緒に購入していたらしい．冷蔵庫は別にしていたというのだったか．その場の迫力に圧倒されて，結局どういうことになったのか，記憶は定かではないが，ワーカーがいろいろと事情を説明していたのを覚えている．

その人となりが表われるリーダーの反応

こうした深刻な問題が起こったとき，リーダーの反応には，その人のパー

ソナリティが表われる．

　「その話は後で個人的に話し合おう」と，問題をグループの場でオープンにすることを避けようとするのは，結局，グループを信用しておらず，自分だけが問題解決できる力をもっていると思い込んでいるリーダーだ．また，それを妄想と決め付けて，「状態が悪い．薬が足りないのでは」とすぐに薬を増やすようなリーダーは，敵意を示すメンバーを意識的・無意識的に罰し，報復しようとする人だ．いずれもグループの力を信用していない．

　一方，患者のなかにも，表立った対立や葛藤を苦手とする人が少なくない．彼らはスタッフに向かって敵意や怒りを示す人がいると，「そんなこと言うなよ」とか，「ここのスタッフはいい人だよ」「ここはいい病院だよ」といってとりなそうとする．ついホッとしてしまいそうになるが，それにスタッフが乗ってしまうと，怒っている当の患者だけでなく，ほかの患者たちにもあるスタッフに対する不信感や恨みの気持ちが，心の奥底に沈殿し溜まっていくことになる．本当の信頼感は，怒りや不満をぶつけても大丈夫だという体験からこそ生まれてくる．

　また，メンバーから依存を示されたときの反応にも，リーダーのパーソナリティが表われる．例えば，すべての要求に応えて世界を幸せにしてやりたいという強い万能感や救世主的な願望をもっているリーダーは，一生懸命に答えようとする．献身的なリーダーの姿は，患者にとっての理想のファンタジーであると同時に，リーダー自身にとってもファンタジックな（したがってリアリティの欠けた）理想の自己像でもある．

グループをエンターテイメントにしてしまうリーダー

　リーダーの反応パターンのなかに，メンバーの怒りや不満を冗談めかして笑い話にしてしまうというものがある．グループをエンターテイメント（娯楽）にしてしまうのだ．グループが重苦しい雰囲気になったり，ガヤガヤと拡散して集中を欠く状態になったようなときにも，おもしろいことをいって盛り上げようとしたり，ことさら大声を出したりするリーダーもいる．いず

れも，無力感や焦燥感を引き起こすうつに耐えられないことからくる，いわゆる躁的防衛を働かせるのだ．

　大勢が1つに盛り上がって強い一体感が生じると，なんともいえない心地よさが生じる．しかし，治療的グループにとっては，それは危険な兆候だ．グループが現実から遊離し，どんどんファンタジーの世界へと進んでいる証拠なのだから．リーダーはグループが1つの方向に走り出したらそれを止める，つまり，むしろ盛り上がった雰囲気に水を差すのが大事な仕事だ．訓練なしには，よほどのへそ曲がりでなければできないことだ．

コ・リーダーという存在

　このようにリーダーにはさまざまな感情やファンタジーが投影され，それが治療にとって重要なかぎとなる．しかし，1人のリーダーが一身にそれを担い，解釈しつつ適切に反応するというのは，たいへん難しいことだ．

　そのため，治療的グループではコ・リーダーもしくはコ・コンダクターと呼ばれるリーダーを置いていることが多い．ここで，サブ・リーダーとは呼ばないことに注意してほしい．「コ」という接頭語は，「共同して働く」という意味であって，「副(サブ)」という意味ではない．対等の立場でグループのリーダーとしての責任を分かち合うのだ．

　コ・リーダーは，できるだけリーダーとは異質の性格やものの見方をする人同士の方がよい．例えば，男性と女性という組み合わせや，年齢の違った者同士，職種の違う者同士のように．そのほうが多様なファンタジーが表われやすくなり，それに対する反応にも多様性が生まれるからだ．

　リーダー同士の意見が対立する場合でも，そこで話し合いながら進めて行くことができれば，メンバーにとってよい人間関係のモデルを示すことになる．安全感のない家族関係のなかで成長してきた患者にとっては，またとない学習の機会だ．だから，コ・リーダーだからといって同じ意見，同じ態度でなければならないということはない．むしろ，違いを明らかにするほうがよい．

活動的グループワークのリーダー

　これまで話し合い中心のグループの場合について述べてきたが，スポーツや作業，レクリエーションなどの，活動を伴うグループワークにおいても，同じことがいえる．

　つまり，グループワークのリーダーの役割は，普通のクラブの部長や監督とは異なり，試合に勝ったり，華々しい成果をあげたりすることではないのだ．うまく勝つことより，うまく負けることが大事なこともある．1回の試合に負けてペシャンコになるよりは，負けても十分やった，面白かった，できれば参加してよかったと思えるようなグループワークでありたい．

　活動的なグループワークにも好き嫌いや意見の対立，価値観の相違が存在する．さまざまな葛藤や，挫折，失敗を体験し，それを生き延びること．そこから学ぶことは多い．それは，単なる達成感以上に貴重なものだ．ましてや，スタッフの手によってなし遂げられた「成果」に，患者の達成感や自己効力感は生じようもない．そこにあるのは，スタッフの自己満足だけだ．

⑩ グループの沈黙

　初めてグループワークを行う人が一番気にするのは，グループが沈黙に陥ることだ．沈黙が苦手で，料理や手芸，スポーツあるいはサイコドラマやSSTなど，「やることのある」グループワークのほうが「何もやることのない」話し合いのグループワークより好きだという人も少なくない．
　英語では会話中にふっと沈黙が訪れると「今，天使が通った」という．日本人ならば，顔を見合わせてクスクスと意味もなく笑うところだろう．

グループの最初の戸惑い

　初めてのグループは，だれでも何を話せばよいかがわからず，当惑するものだ．そんなとき一番手っとり早いのは，リーダーに注目を向けることだ．
　「何を話せばいいんでしょうか」「エッ．何にも言ってくれないんですか」「このグループの目的は何ですか」「自己紹介をしないのですか」「質問してもいいですか」エトセトラ，エトセトラ……
　このように，質問の形で話を始めるのは，初対面の人と出会ったときにもみられる．「今日はお天気ですね」「どちらからいらしたのですか」「ここは初めてですか」「どなたか，お知り合いでも？」というふうに．
　こうした質問は，話を切り出すのに無難なやり方だ．押しつけがましくなく，しかも，相手がよほど無愛想な人でないかぎり，返事が期待できるからだ．

返事がないと…

　私が大学で行っている演習にこういうレッスンがある．まず，全員が2人一組になって向き合う．そして聞き手と話し手とに分かれて話しをするのだ．

　これは面接技法のレッスンによく使われる方法で，別に珍しいものではない．通常，こうして人に話を聞いてもらったり，人の話を聞いたりする体験から，自分のコミュニケーションの癖や，聞いてもらうことの心地よさ，聞くことの難しさなどを学習することができる．

　しかし，次に私が聞き手に出す指示はちょっと違っている．それは，「相手の話を聞かないように」というものだ．相づちを打ってもいけないし，もちろん返事をしてもいけない．一切，相手を無視するようにと．

　そして話し手となった方が話し出す．けれども聞き手が何の反応を示さないので，話し手は戸惑い，何とか聞き手から反応を引き出そうと躍起になる．相手がかすかにでも相づちをうってくれるように同意を求めたり，次々と反応しそうな話題に変えてみたりする．それでも，相変わらず相手は反応しない．

　ここで，話し手に2通りの変化が起こって来る．1つは何とか聞き手の注目を引こうと，すがりつかんばかりに身を乗り出し，声を張り上げて話そうとするタイプ．ふざけたり大げさな手振り身振りをしたりして，相手を無理にでも笑わせ，表情を変えさせようとする人もいる．聞き手が反応をこらえようとしてそっぽを向くと，強引に自分のほうを向かせようと身体を引っ張る人もいる．

　もう1つのタイプは，すっかり気落ちして話す意欲をなくしてしまうタイプだ．声がだんだん小さくなり，そのうちムッツリと黙りこんでしまう．そして，あきらめたのか，椅子の背に寄り掛かってあらぬ方をみてみたり，うつむいたり，つまらなそうに隣のペアのやりとりを眺めていたりする．

　この間わずか数分程度である．ある病院で看護師を対象としてこれを行ったときには，わずか2分でギブアップとなったこともある．

無視される気持ちと「うつ」

そこで，話し手がどんな気持ちを味わったのかを聞いてみる．すると，ある人は「腹が立った」「ムカついた」「話してなんかやるもんかと思った」と怒りや恨みの感情を語り，ある人たちは「切なかった」「悲しかった」「淋しかった」「情けなかった」「虚しかった」「どうしようもないと思った」と，孤独感や無力感，空虚感を表現する．

実は，「話を聞くな」といっても，耳を塞ぐわけではないから，実際には自分の声は相手に聞こえている．だから，話し手がこれほど強烈な反応を示すのは，聞いてもらえないことに対してというより，相手に反応してもらえないことに対してなのだ．ふだんのコミュニケーションのなかで，無意識のうちに，私たちがいかに相手からの応答を求め，頼りにしているかがわかる．そこには「見放される恐怖」があるのだ．

このときの感情体験，すなわち「見放される恐怖」に伴う，悲哀，孤独感，無力感，空虚感こそ，うつの体験そのものだ[1]．また，うつが引き起こす心の痛みは耐え難いものなので，人は怒ることでそれを防衛しようとしたり，見

学習性絶望感

人間や動物はストレスにさらされると，何とかその状況を回避しようと試みるが，その努力が功を奏さず，何の反応も得られないとき，自分の力では状況をコントロールできないと感じ，やがてストレスを回避しようとする努力すら放棄するようになる．自分はどんなに努力しても，状況を変化させることはできないという無力感，絶望感を学習してしまうのだ．うつ病はこうした体験がたびたび繰り返されることによって引き起こされるというのが，セリグマンらのうつ病の学習性無力感モデルである．ちなみに絶望感とは helplessness の訳で，無力感とも訳されるが，中井久夫は孤立無援感という言葉を当てている．

放されまいとして,しがみついたりする.焦った話し手が相手にすがりつかんばかりのしぐさをみせたのはこの表われだ.

また,ときにはまったく逆転して躁的防衛に走ることになる.おかしなことを言ったり,大げさな手振り身振りで笑いを誘おうとしたりするのだ.

もっと興味ぶかいのは,聞き手のほうも同じような感情を体験していることだ.無視していることを申し訳なく思ったり,悲しくなったりしている.放っておいてほしいのにすがりつかれて腹が立ったという人や,逃げ出したくなったという人もいる.同じようにうつ状態に陥っているのだ.

つまり,つながりを断たれ,しかもその状況を自分の力ではどうすることもできないとき,どんな人でもうつになるのだ.このたった数分間のレッスンを通して,私たちがいかに容易にうつに陥るかがわかる.看護師を呼んでも答えてもらえないときの患者の気持ちは,いかほどだろうか.これを繰り返せば,無力感を学習してしまい,自閉の殻にこもってしまうのも無理はない.

グループの沈黙が恐いわけ

グループのなかで沈黙が恐がられるのは,上に述べたことと関連がある.つまり,グループが沈黙して無反応な状態に陥ると,メンバーは空虚感や無力感を感じ,一時的にうつ状態になるのだ.

料理やスポーツ,サイコドラマなどのグループワークでは,たとえ沈黙になっても,なにかしらやってさえいれば,とりあえずうつに直面しなくてもすむ.健康な行動化といえるだろう.ところが,話し合いタイプのグループワークで沈黙が支配するときは,せいぜい,咳をしたり,顔を見合わせて笑ったり,座席でモゾモゾと身体を動かしたりするような神経症的なしぐさを示すくらいが関の山だ.

そこで,沈黙が生み出す空虚さに耐えられなくなった人は,それをおしゃべりで埋め尽くそうとする.積極的に話題を提供したり,笑わせたり,リーダーへの不満を言ったりする.

グループでよく発言する人は，一見，物おじしない人のようにみえるが，実は不安に敏感に反応する人なのだ．ほんの数秒間，話が途切れただけで，「だれも話さないんですね」などと心配し出す．彼らは，自分が何とかしなければこの場が崩壊してしまうという危機感から，無意識のうちにリーダーの役割を引き受けているのだ．それは救世主妄想といってもよい．病棟グループでやたらとしゃべりまくるのは，大抵の場合，一番具合が悪い人（患者とは限らない）と相場は決まっている．

しゃべる人・しゃべらない人

　体験グループでは，前に述べたように，よくしゃべる人が黙っている人に対して，どうして話さないのかと腹を立て，責め始めることがある．これも，しゃべっている人が，単に好きでしゃべっているばかりでなく，無意識のうちに無理してしゃべっている，むしろ「しゃべらされている」と感じているからだ．

　一方，しゃべってくれる人がいると，ほかのメンバーはそのおしゃべりに内心うんざりしていても，同時にどこかホッとしているものだ．そこで，ますますその人におしゃべりを任せてしまうようになる．そこには，自分がやらなくてもだれかがこの場を救ってくれるだろうという依存的な気持ちがある．つまり，黙っている人もまた，しゃべる人の救世主妄想を支えているのであり，双方が協力して「しゃべる人」「しゃべらない人」というサブ・グループを作り上げているのだ．両者とも，根本的には同じうつ的な不安を共有している．

グループの沈黙と文化の違い

　これまで何度か外国でグループを経験したことがあるが，とにかくよくしゃべるのに驚かされる．特に欧米では，黙っているとほとんどバカ扱いされる．観光ガイドでさえ，説明の後にたえず"Any question?"（何か質問

はありませんか?）と付け加え，客の方もどうでもよいことを質問し，"Good question." とか何とか言ってもらっている．学校でもそうだ．教員が質問しても，当てられないように目をそらす日本の学生とは大違いである．グループでも，外国のセラピストは沈黙に対して早めに介入するように教育されているようだ．

それに私が参加したのは，治療共同体的アプローチをとっている病院や施設が多く，コンフロンテーションを重視していたからなのかもしれないが，日本人なら到底口にしないだろうと思われるようなことまで言葉にしてしまう．それも何となくグループに投げかけるといった，日本人のグループによくあるあいまいな発言ではなく，特定の相手に向かって直接ズバリと言うのだ．前に紹介したケンブリッジのハーフウェイ・ハウスでのやりとりは典型的な例だ．

だからといって外国のグループに沈黙がないわけではない．英国の精神病院では 45 分間の沈黙を体験した．実は日本でも 40 分間の沈黙を経験したことがあるのだが，この 2 つはまったく違った性質の沈黙だった．

英国での沈黙のグループ

英国で沈黙のグループに遭遇したのは，スタッフ間に深刻な対立が生じていた社会復帰病棟のスタッフ・ミーティングでのことだった．その前の週のミーティングでは，お互いの仕事ぶりを巡って，スタッフ同士のすさまじいののしり合いがあった．そして，とうとう1人の男性スタッフが「サボタージュしているスタッフがいる」[2]と言い放ったのだ．それに対して，かなりキャリアのある女性スタッフが「だれですか，それは」と切り込んだ．すると，すかさずその男性スタッフが「それはあんただ」とその彼女に向かって指をさしたのだ．私は飛び上がらんばかりに驚いてしまった．

次の週のことだ．先週とは打って変わって氷のような冷たい緊張感が漂っていた．だれも何も発言せず，知り合いの看護学生は無関心を装って窓の外を眺めていた．それは私には耐え難いものだった．そしてその沈黙に，激し

い怒りが湧いてきた．そこで「今，何が起こっているの」と聞いてみた．若い男性スタッフがもぞもぞと，何かいいわけめいた言葉を口にしたが，それだけで，その後も沈黙が続いた．もう一度私は，「先週あれほど熱い議論があったのに，今日はどうしたの」といった．それでも反応はなかった．

　そのまま45分が経過したところで，私はとうとう我慢ができず，部屋を出ることにした．退散したのだ．惨めだった．後でスタッフが慰めにきてくれたのにも，腹が立った．

日本人の沈黙

　しかし，グループの沈黙はこうした不安と緊張に満ちたものばかりではない．最初のうち，ひっきりなしにしゃべりまくっているようなグループでも，次第に落ち着いてくると，焦って話さないでもいられるようになり，「ここにこうしているだけでよい」という雰囲気が生じてくるようになる．ほとんど言葉を必要としない「甘え」の世界といってもよい．日本での40分間の沈黙のグループはそんなグループだった．むしろ，メンバーは言葉を発することで，この満ち足りた雰囲気を壊したくないと感じているようにも思えたほどだ[2]．

　日本では「能ある鷹は爪を隠す」とか，「男は黙って〇〇」などと，無口であることが美徳であるかのように言われる．感謝の気持ちや申し訳ない気持ちをあえて言葉にすると「水臭い」と言われたりもする．相手の言外の意図を汲み取ったり，気持ちを察することができるのが大人であり，言葉によらない以心伝心の関係がもっとも理想的と考えられている．こうした文化の違いがグループの沈黙にも反映しているのかもしれない．

再び，沈黙のなかで

　たしかに，人間の人格的成長にとって他者との対話と同じかそれ以上に，自分自身と対話することの意味は大きい．西洋にも「沈黙は金」という諺が

あり，修道院では沈黙が修業の一部とされている．だが，「沈黙の世界」[3]の著者マックス・ピカートは，現代の効用価値の世界において，「沈黙」=「言葉が存在しないこと」=「空虚」と見なされ，沈黙が「利用価値」のないものとされがちな傾向を批判している．そして，沈黙には治癒力があるというのだ．

けれども，それではグループでいる意味はどこにあるのだろうか．なんとか沈黙を脱して，建設的な対話へと発展させる方法はないのだろうか．精神分析での患者の沈黙について，バリント[4]は次のようにいう．

もし，その沈黙が，患者が治療者にネガティブに反応して治療に抵抗しているためであれば，治療者が無理に沈黙を破ろうとすれば，ますます患者は抵抗するだろう．もし，その沈黙が患者の無力感の表われであれば，治療者が力づくでそこから引き出そうとすることは，その無力感をさらに強めることになる．もし，自足して満ち足りた沈黙なら，それを壊すことに患者は抵抗するだろう．というわけで，どんな沈黙であれ，患者自身がそこから出てこようと思わなければ，治療者としてはどうしようもない．したがって治療者がすべきことは，当面寛大に患者の退行に耐えることだというのだ．そして治療者と患者とが一種の相互的体験として退行を寛容できる一種の環境あるいは雰囲気を治療者の方が醸成しなければならないという．

自分自身でいると同時に他者に対してもひらかれている，そんなグループが実現できないものか，今，私が考えている最も大きなテーマの1つである．

11 統合失調症患者とグループ

　海上寮では，グループを始めてすでに四半世紀が経過している．各病棟で週1回定期的に病棟グループが行われているほか，種々のグループ活動が毎日どこかで行われている．私がこの病院を去ってからも，多くの患者が退院し，何人かは亡くなった．スタッフも入れ代わり，グループを始めた頃を知るのは，今では長く入院し続けている一部の患者と長く勤めるスタッフだけとなっている．それでも「グループで話し合う」という文化は確実に受け継がれているようだ．

初めての女子閉鎖病棟

　先日，かつての同僚からこんなエピソードを聞いた．
　病棟グループのリーダーを務める病棟担当医が都合で欠席することになった．代わりに別の医師がリーダーを務めることになり，グループの冒頭，「私がグループをやります」と告げた．すると，ある患者がすかさずこう言った．「『やります』ではなく，『やらせていただきます』でしょう」．
　こう発言した患者は，私が初めて勤務することになった女子の閉鎖病棟にいた（まだその頃は入り口に鍵のかかった病棟があったのだ）．無口だが頑固なことではだれにも引けをとらない中年の女性患者だった．いつも腕組みをして，黙ってグループをにらみつけるようにして座っていた．彼女も，グループは自分たち患者が主体だという認識をしっかりもっていたのだ．

私が働きはじめた当時は，まだ1病棟に70人近い患者がいた．それも，長期入院の慢性患者に混じって，保護室を出入りする急性期の統合失調症患者，自殺企図を繰り返す境界例患者，てんかん発作を繰り返す知的障害をもつ患者，老人性痴呆の患者などがおり，寝たきりの患者や耳の聞こえない患者，目が見えないお年寄りもいた．それを有資格の看護スタッフ3，4名と補助看護者4，5名，それに病棟医とソーシャルワーカーそれぞれ1人ずつで看ていたのだ（日勤者の数ではない．配属された全スタッフの数だ）．

女子病棟でのグループの難しさ

　この病棟でグループを始める前，病棟医であった鈴木医師と病棟主任は2年間ほど男子閉鎖病棟で病棟グループを経験していた．ところが，女子のグループの大変さは男子病棟の比ではなかったらしい．男子のグループには，ボスとは違う意味での一目置かれる患者がいて，それなりの秩序と慎みがあった．「それに比べて女子は……．」と，主任は嘆いたものだ．何しろ，そのときの女子のグループときたら，だれも人の話を聞かず，リーダーである医師の注目を引こうと我勝ちに発言し，声の大きい者が勝ちといった様相を呈していた．

　「退院させて」と甘えた口調で訴えてくるかと思うと，次の週には「ここにいると殺される！」とグループの外で叫ぶ患者もいた．突然，意味不明の言葉を口にして立ち上がり，人の頭をポカリとやってしまう患者もいた．そんな騒ぎのなかで，老人性痴呆のお年寄りが「さあさあ，けんかしないで歌でも歌いましょう」とあやすように手を叩くといった具合だった．その患者は，ここは小学校だと思い込んでいた．

　そこで，あるとき主任が言った．「あなたたち，どうしたら話し合えるか，男子病棟に行って勉強してくれば！」

　翌週から毎週1回，男子病棟のグループに2人ずつ「留学」することになった．これが，のちに女子の閉鎖病棟と男子の閉鎖病棟の合同グループに発展していくきっかけとなった．

こうして何年かたち(何年かである！)，今ではその病棟は男女混合の開放病棟になったが，落ち着いて話し合いができるようになってきている（以前に比べればの話しだが）．けれど，どうも男性患者の方が口数にかけては分が悪いようだ．女性が男性のなかに混じるときは少数でも大丈夫だが，男性が女性のなかに混じるときには，男性の数を多くする必要があるというのは，その時代に得た教訓だ．

患者は話し合えないという偏見

こんなことを書くと，やっぱり患者が話し合うのは難しい，自分の病院ではとても無理だと思ってしまう読者もいるかもしれない．けれど，その病棟が海上寮でも最も退行した難しい患者たちの病棟だったことを理解してほしい．私も含めてスタッフは特別なトレーニングを受けたわけではなく，グループなど見たことも聞いたこともなかったのだ．それでもそうした場さえあれば，患者はちゃんと話し合うことができるようになる．

患者が話し合うことができないと思い込んでしまうのは，毎日の決まりきった病棟生活のなかで，知性と感性の輝きをみせることがなくなってしまった患者ばかりをみているせいだ．散歩などで院外に出てみると，病棟では看護師に身の回りの世話を任せっきりの退行した患者が，出会った人と「まともな会話」をしているのを発見して驚くというようなことがしばしば起こる．

スタッフが患者はまともに話し合えないと思っている病院では，患者自身も同じように「精神科の患者とは話が通じない」と思い込んでいることがある．そして話のできそうな一部のエリート患者やスタッフとだけ話そうとする．特に社会でも偏見の目でみられやすい，独語や空笑といった症状をもつ患者や，失禁したり盗みを働いたりする「問題患者」は，同じ患者仲間からも「話にならない」と思われ，相手にしてもらえないことが多い．そこで，ますます言葉で語ったり，友人を得たりする機会が失われていくことになる．

けれども，そんな患者も落着いて話をしてみれば，意外と物知りだったり，

気のきいた感想をもっていたりすることがわかる．それまではだれもまともに聞こうとしなかっただけなのだ．語ることに耳を傾け，驚いたり感心したり，面白がったりしてくれる相手があれば，人は話をしたくなるものだ．何か言うと助言やお説教が返ってくるような相手に，話したくなれというほうが無理というものだ．

長期に入院していたある患者は，医師に「何かしてほしいことはないですか？」と尋ねられて，本当にうれしかったと語った．何十年も入院していて，それまではだれもそう尋ねてくれる人はいなかったというのだ．

統合失調症患者にグループは無理か

統合失調症はコミュニケーションの障害といわれる．コミュニケーションに必要な複雑な情報処理がうまくできないのだ．ふつう，私たちは人と話すとき，言葉そのものの意味と声のトーンや表情が伝えてくる微妙な言葉のニュアンスの両方を，比較対照しながら会話している．言葉以外の情報を私たちは瞬時に処理しながら，話し手の意図や気持ちを汲んでいるのだ．だから，例えば，どのような言葉使いで話しているかを聞けば，対話している者同士が上司と部下か，それとも恋人同士かといったことを，事実を知らなくても推測することができる．

ところが，統合失調症患者は相手が送ってくる矛盾するメッセージや入り組んだ情報を正しく受け取ることが苦手で，自分自身の複雑な感情を処理してうまく表現することができない．特にあいまいな表現や両義的な意味をもつ言葉の理解は最も苦手とするところで，混乱してしまうのだ．それで対人関係がスムーズにいかなくなって，パニックを起こしたり，引きこもりがちになったりする．だから，統合失調症患者には大勢の人と波長を合わせなければならないグループは無理だと思っている人もいる．

安永浩は，統合失調症患者からすればグループ体験は「必要悪」だという[1]．できれば避けたいが，必要なので仕方なく受け入れるものというのだ．なぜなら，治療的グループは，一般の自然発生的グループに比べて，人工的

でわざとらしく,しかも何が起こるかが前もって予想がつかないからだ.情緒的な巻き込まれも起こる.いくつもの情報が入り乱れる.おそらくたいていの統合失調症患者にとっては,こうした状況はこれまでもっとも苦手としてきたものといえるだろう.

一対一の関係か,グループか

特に日本の精神病院では,急性期ではグループよりまずは一対一のかかわりが重要だと考えているところが多いようだ.入院したら何はともあれ保護室に隔離する,というとんでもないところもある.

たしかに,急性期の過覚醒状態にあって神経過敏になっている患者には,落ち着いて保護的な環境のほうが好ましいには違いない(だからといって保護室に隔離する必要はないと思うが).向精神薬がまだなかった時代に,激しい興奮や著しい退行を示す患者のそばにただ黙って座っていることで患者とのコミュニケーションを回復したシュヴィング[2]の看護実践は今でも古びることはない.中井久夫は,長い間急性期においてはシュヴィング的方法以上のものを見出すことができなかったと記している[3].

しかし,だからといって患者にとって一対一の関係が絶対に安全かといえば,そうではない.そのことを教えてくれた患者がいた.

胎児のようになった患者

若い統合失調症の女性患者だった.高校を卒業後,家に引きこもり始めてから次第に退行状態が進み,胎児のように横たわったまま3年間が過ぎていた.母親も病気がちで面倒をみられる状態ではなく,ようやく事態の深刻さに気づいた親戚の人に抱きかかえられて入院してきたときには,髪はボウボウに伸びて鳥の巣のようになり,長いこと入浴もせず,糞尿も垂れ流し状態だったために皮膚は赤くただれていた.手足は硬縮して関節がすでに固まっており,肩先と殿部に自然治癒したケロイド状の褥創跡があった.意識はあった

ものの，固く目をつぶり，言葉をかけても何の反応も示さなかった．

さっそく何人かがかりで風呂に入れ，皮膚にこびりついた垢を落としたが，皮脂と埃で固まった髪の汚れはシャンプーではもちろん，アルコールやベンジンで洗ってもなかなか落ちず，結局はさみで短く切るほかなかった．その後，個室に移し，ベッドを低くして暖かな布団に休ませ，24時間付添いをつけることにした．食事は何も受け付けなかったので，点滴で栄養と水分を補給した．

数週後，突然，その患者は目をさました．朝，看護師が検温にいくと，ベッド上に姿がなく，慌てて探すと，部屋の片隅に隠れるようにかがみこんで，大きくおびえた目で見詰めていたのだった．

こうして彼女は現実世界に戻ってきた．それは，まるで『レナードの朝』[4]のようだった．そして，だんだんと目を開けている時間が増えてきた．だが，だれかが少しでも親しそうに近づいたり，何か話しかけようとしたりすると，人に触れられたねむの木の葉のように，とたんに目を閉じて縮こまってしまうのだった．

ある日，話を聞こうとした私に対して，まぶたを震わせながら，彼女はこう言った．「武井さん，好きだよ．だから怖いの」．

ところが，この患者は，どういうわけか週1回の病棟グループには，かがんだ姿勢のまま出席するようになった（関節の周りの筋肉が硬縮して腰が伸びなくなってしまっていたのだ）．どうやらこの患者にとっては，この大きなグループのほうが一対一の関係よりは安全と感じられたようだった．

統合失調症患者とグループ

たしかに，統合失調症患者はグループを苦手としているかもしれない．しかし，苦手だからこそ，グループに参加することが彼らにとって重要な意味をもつようにみえる（6の少女のエピソードを思い出してほしい）．

家族内で深刻な葛藤を体験し，学校や職場では人間関係から疎外され，世界は自分を迫害するものと感じているような患者が，脅かされることなくグ

ループのなかにいられることは，それ自体，たいへんなことだ．グループに受け入れられる体験は，そんな患者に，人間社会はさほど脅威なばかりではなく，ときには自分の支えにもなるということを，実感をもって学ばせてくれる．

しかも，無理に集団行動を強いられることがなければ，患者は自分の不安の程度に応じて，さまざまな参加のスタイルを選び取ることができる．

慢性期ともなれば，患者にとって必要なのは，刺激から保護されることではなく，むしろ刺激に慣れ，自分の不安や欲求不満にうまく対処する術を身に付けることだ．対人関係のスキルは，長期の入院生活でどんどん退化していく．それを防ぐためにも社会の縮図といわれるグループで対人関係を学ぶことが必要なのだ．

慢性患者のグループでの語り

社会復帰病棟で長期入院化した慢性の統合失調症患者を対象として，1年余にわたり週1回，茶話会を行った大学院生の試みを紹介しよう[5]．

当初，著者自身，何もなしで患者が集まるかどうか自信がなく，茶話会のかたちをとることにした．スタッフも患者がただ話をしに集まって来るとは思っていなかった．

ところが，あらかじめ知らせてあった時間になると，患者たちは会場とした病室に集まり始めた．お茶だけ飲んで出ていく患者や「私の頭のフィラメントが切れてるんです」と話し出す患者もいた．重苦しい雰囲気のグループだった．結局，第1回の茶話会に参加したのは7名の患者だった．

その次の週にはさらに参加者が増えた．長いこと同じ病棟に入院しているのに，初めて「あんた名前なんていうの？　どこの部屋？」と聞く場面もあった．やがて，2か月もすると，「元気がないよね」「なんか疲れちゃって，頭のなかがね，考えごとができないくらい空っぽなの」などといった会話が交わされるようになった．話の最中，「もしかしたら，私，被害者意識っていうのが強いのかもしれない」などと自分から言う患者もいた．自分の問題につい

て他人から指摘されるより，グループのなかで気づくほうが容易に受け入れられるものなのだ．

重苦しい雰囲気になると明るい旅行の話が持ち出され，「みんなが私の気持ちをもりたててくれるような気がしてうれしい」と患者が涙する場面もあった．話の中身ではなく，そこにある感情に患者が反応していることがよくわかる．

また，回を重ねるにつれ，次第に患者たちはこれまでの体験を語り始めた．そのなかで，これまで奇異な行動とみられていたことの意味が次第に明らかになっていった．しかもその後は，奇異な行動そのものがみられなくなり，現実的な会話ができるようになっていった．

こうして，スタッフからは無為自閉の妄想患者と思われていた患者が，初めて参加するスタッフにお茶を勧め，「自由にしていい茶話会なのよ．話さなくっても，話聞いているだけでもいいし」と気遣いをみせて驚かせるまでになった．それまでほとんど変化の可能性のない「沈殿患者」と思われていた患者たちが，それぞれ生き生きと自分らしさを発揮し始めたのだった．茶話会は予定の期間を過ぎても，患者たちの強い希望によって，期間を延長して続けられた．それだけ，患者たちの語りの場を求める欲求は強かったのだ．

急性期の患者にもグループは役立つ

「患者は語れない」という偏見が強いのは，慢性期の患者に対してだけではない．急性期の患者に対してはもっとひどく，自分の体験を言葉で語ることなどとうていできないし，させるべきでもないと思い込まれている．急性期には薬で安静にして，話しかけないほうがよい（かえって混乱させるから）という方針の病院も少なくない．

これに対し，米国の精神科看護の参考書[6]に載っている入院治療のモデルを見ると，土曜も日曜もなく，毎朝9時から30分のコミュニティ・ミーティングを行うことになっている．ほかにも毎日，集団精神療法やOTなどのグループワークが一日中行われており，夜8時30分から「1日の終わりのグ

ループ（Day End Group）」なるものもある．米国では平均在院日数が10日程度だから，このモデルも当然急性期治療病棟の例なのだが，短期集中的に治療を行うために，グループワークが最大限活用されていることがわかる．

ある日本の急性期病棟でのグループの例

　日本での急性期患者を対象としたグループを紹介しよう．これは急性期の女子閉鎖病棟で自然発生的グループを実験的に作ってみたものだ[7]．実験といっても，たまたま著者がホールのリビング・テーブルに座って新聞を読んでいたら患者が寄ってきたということがきっかけで，意図的にそこに座っているということをしたにすぎない．

　著者は，毎週決まった曜日の大体同じ時間に，テーブルのところに座っていた．すると，患者たちが1人，2人と集まってきたのだ．そのほとんどは統合失調症の急性期にあって言語的なコミュニケーションのとりにくい患者たちだった．

　ある患者は著者を自分の妄想上の男性と誤認して話しかけてきた．のちに，その妄想上の人物が，かつて別れた現実の恋人と関係があることがわかる．「お母さんとご飯を食べたい．スイカが食べたい．おそばが食べたい」と話しかけてきた患者もいた．いずれも理想的なファンタジーが著者に重ね合わされていた．

　やがて，患者たちはテーブルの上で折り紙をしたり，絵を描いたり，お手玉をしたりと，思い思いに遊ぶようになった．そしてその合間に，徐々に自分たちの過去や今の思いなど，ネガティブな感情を語り始めた．そしてお互いに慰めたり助けになったりすることができるようになった．

　もちろん妄想か現実かが区別できないような混乱した話もあった．だが，両親による虐待や戦争の被災体験など，信じられないほど悲惨な，だが現実の物語もあった．その多くは，それまでスタッフも聞いたことのない話だった．

　こうして，急性期の混乱状態にある患者たちはみずからの体験を言葉にし

て語ることはできないという偏見を，彼ら自身が覆してみせることになった．もちろん，このゆるやかなバウンダリーをもつ自然発生的グループが，病棟というしっかりとしたバウンダリーをもつ治療環境に守られていたこと，著者に対してもまた，スタッフや研究指導者たちのサポートがあったことは指摘しておかなければならない．

グループで話せるようになると

　グループで患者たちが自分を語るようになると，同じような体験をしているほかの患者の存在に気づくようになる．しかも自分の悩みが自分だけのものではないことがわかれば，ほかの人の話にも耳を傾けようという気になるものだ．ほかの人の話を聞くことは，自分をさらに見詰めなおすきっかけにもなる．このような相互作用がグループでは次々に起こっていく．

　どんなに奇妙な話であれ，自分の語ったことがほかの人に無視されず受け止められること．また，どんなにとんちんかんな反応であれ，反応を返されること．それは，自分の存在が認められるという体験でもある．安永浩は「グループをやっている病院では患者が闊歩している」といったが，まさにそうした体験の成果が患者の姿勢や表情に表われるのだ．

　女子の病棟グループでこんなことがあった．だれかが奇妙な行動をするある患者のことについて何か苦情を言った．すると，その患者は「私はグリーン王女よ」と言い放った．「おだまり」というわけだ．すると他の患者たちも負けじと「私はマーガレット王女」「私は○○王女」と口々に言い出した．そのときつくづく，女子病棟がうるさいのはみんなが王女様になりたいからなのだと，妙に納得したものだ．

　その年の運動会では，病院恒例の仮装行列の出し物として，この病棟からは「王女の行列」を出すことになった．洋裁の得意なワーカーが中心になって，廃業した傘屋さんが提供してくれた色鮮やかな生地で各人の体型に合わせたドレスを作り，仮縫いもした．運動会当日，老いも若きも皆あでやかなドレスを着て，うれしそうに練り歩いたのはいうまでもない．

12 グループで語る

　学生のカンファレンスやスタッフのトレーニング・グループを行っていると，ときどき「ここに患者がいたらなあ」と思うことがある．参加メンバーが何も言わず，押し黙ってしまってしまうときだ．患者なら，なんのてらいもなく話し出すのに……．

　そんなとき，「どうしてだれも何も話さないの」と尋ねると，学生は，「だって先生は話したくなければ，話さないでいいと言ったじゃないですか」と口を尖らせる．たしかにそうだ．でも……．

グループで語ること

　前に沈黙の意味について触れたが，他者に何かを語るということには，特別の意味がある．口を開くということは，心を開くということだ．それは他者に対してと同時に，自分自身に対しても心を開くことになる．

　私自身，あるグループで，友人に対して腹が立った出来事について話しているうちに悲しみが込み上げてきて，自分の怒りのなかに悲しみがあったことに初めて気が付き，驚いたことがあった．自分のことはわかっているつもりでも，意外とわかっていないことがあるのだとつくづく実感したものだ．

　こうした体験は，グループや面接で語るときしか味わえない独特の体験であって，1人であれやこれや考えるのとは，まったく異なっている．

　また，グループでは自分の語ったことがきっかけとなり，ほかのメンバー

が意外なことを語り始めることがある．ある感情やイメージをきっかけに，連想が連想を呼ぶのだ．

語りのなかに表われてくるもの

　どんな話がきっかけだっただろうか．ある体験グループで，子どものころ，お昼寝から覚めたら母親がいなかったときの情景を私は思い出した．そのときのショックについて話したところ，次々とほかのメンバーが同じような体験を想起し始めた．

　ある若い男性メンバーは，自分の幼い娘が昼寝から覚めたとき，母親（彼の妻）の姿がなかったためにパニックに陥り，母親を捜し求めて泣き叫んだこと，父親である自分がいくらなだめようとしても無駄で，それが辛かったことを語った．その若い父親は，娘の恐怖と絶望を，父親としての無力感とともに，わがことのように感じていたのだった．

　すると別の人が，戦争中の出来事を思い出して語り始めた．田舎に遊びに行くといわれ，親につれられて汽車に乗って行った先で，翌朝，起きてみると親の姿がなかったというのだ．空襲を避けるための疎開で，親としては別れなければならない子どもを見るにしのびなかったのだろう．だが，子どもにしてみれば，それは親に裏切られ，見捨てられた恐怖の体験だった．

　こうした記憶を語るとき，人は何十年もの時間・空間を跳び越え，その時の自分に戻っている．その時の気持ちが，まざまざとよみがえり，ヒリヒリとした痛みまでリアルに感じられる．だからこそ，受け入れてくれるグループの存在が支えとなり，痛みを伴う感情を持ちこたえさせてくれるのだ．

　だが，こうしたことは，今度こそ語ろうと待ち構えているときではなく，大抵は予期せずして起こる．だから，無防備な状態なのだ．語りあう場は安全で守られた環境でなければならないというのは，このためでもある．

　それにしても，立派な大人として役割を果たしている人のなかに，怯えた小さな子どもが存在しているということは驚くべきことだ．理論的には「退行」と呼ばれるのだろうが，こうした貴重な場面に遭遇するとき，畏敬の念

すら覚える．新しい人格の誕生を目にしているかのような感動を味わうときもある．

なぜ，自分の言葉を恐れるのだろうか

　グループ・サイコセラピーやエンカウンター・グループでは，あらかじめ決められたテーマというものはなく，「その時，その場で (here & now)」が原則とされている．頭でこねくり回した考えより，思いもかけず湧いてくる感情やその瞬間の気づきこそが貴重だと考えているからだ．意図的に話させようとしても，できるものではない．また，そうすべきでもない．

　ところが，グループにテーマがないというと当惑する人がいる．まして，自発的に自分について語るとなると，怖気づく人が少なくない．

　その理由はさまざまだ．ひとつは上に述べたように，グループでは予期せぬことが起こるため，状況をコントロールできなくなるのではないかという不安が生じることがあげられる．特に自分の感情を制御できなくなることへの恐れは強い．特に看護師は，普段，自分の感情を出さないようにして働いているからなのだろうか．自分のなかからどんな恐ろしい感情が噴き出してくるのではないかと恐れているようにもみえる．

　もともと日本では，人間関係のなかで言語はしばしば軽視される傾向がある．「以心伝心」とか「あ・うん」の呼吸といった言葉が象徴するように，無言のうちにわかり合う関係が理想とされているのだ．それが「甘え」の文化というものだ[1]．歌謡曲にも「言葉にすれば嘘になる」と歌われているように，言葉にするとかえって真実の気持ちが損なわれるという思いが，広く共有されている．こうした文化がますます，言葉で自分を表現することの苦手な日本人を再生産していく．

自分の言葉で語ることは責任を引き受けること

　日本では，学校でも自分の意見や気持ちを言葉で伝えるということが，あ

まり重視されていない．作文はよく書かされるし，朗読もさせられるが，人前で話をする機会は，何か研究発表をするような特別な場合以外は，あまりない．授業中の質問も，答えを求められるだけで，自分の考えを問われることはめったにない．大学の授業でそれをやると，みんな下を向いてしまう．学校で感想文をさんざん書かされてきたせいだろうか，何かについて「どう？」と感想を求めても，「どうって言われても…」とすぐに言葉で表現できない学生も多い．それでいて文章に書かせると，立派な感想文を書く．

家庭でも，親が「どうしてこんなことやったの」と言うときは，「やったらだめだ」という叱責であって，やった理由を問うているわけではない．それにまともに答えようものなら，「口答えしない！」「言い訳しない！」とますます叱られるのがおちだ．

つまり，自分がなぜそんなことをしたのか，どんな事情があったのか，どんな気持ちだったのか，自分はどう考えるかといったことを振り返る習慣がそもそもないのだ．その結果，ものごとを論理的に考えること，特に感情を言葉にすることが身についていかない．日本で精神療法が欧米ほど普及しない背景には，そんなことも影響しているのではないだろうか．言語化ということは，つまり，自分を振り返る作業を含んでいるのだ．

最近，日本でも口にされるようになった「アカウンタビリティ（accountability）」という英語は，言語化することのもう1つの意味を伝えている．日本語では「説明責任」と訳されるが，自分の行為や考えを言葉できちんと説明することが，責任をとることになるのだ．

嫌われた反省会

かなり前のことになるが，精神科病棟で実習中，学生が受け持った患者が自殺を図るというショッキングな出来事があった．カンファレンスでは，学生が気持ちを語れるように配慮したものの，突然の衝撃の大きさに，十分話し合えたとは言い切れないものが残った．当然，スタッフ・ミーティングが開かれるだろうから，それに学生も参加させてもらおうと思っていたのだが，

その期待はまったく裏切られることになった．師長に聞くと，こうしたときにスタッフ・ミーティングを開くと反省会になってしまい，ネガティブなことばかり出てきて，ちっともいいことはないから開かないとのことだった．

たしかに，日本語で反省といえば，悪かった点をあれこれ振り返ることを意味する．けれども，患者の自殺といった危機的事件を振り返るのは，ただ悪かったことを反省するのが目的ではない．社会学者の石川准氏が，ある催しで，反省には「過去に向かう反省」と「未来に向かう反省」とがあると語ったことがある．あそこが悪かった，ここが悪かった，こうすべきだったなどというのは，「過去に向かう反省」だ．それに対して，何が起こったか，どうしてそうなったかを検証するのは，「未来に向かう反省」であり，第二，第三の事件を予防するための学習にもなる建設的作業なのだ．

英国の看護教育では，「クリティカル・インシデント」という，実習中に遭遇した危機的事件をとりあげ，検討する科目がある[2]．そこでは単に出来事を客観的に検証するだけではない．もっと大事なのは，その時どのような感情体験をしたのかを検証することだ．そして，語ることによって，互いにその感情を共有する．

患者の自殺は看護師に強い怒りや恐怖，無力感，罪悪感などを引き起こす．たぶん，反省会を嫌った師長は，こうしたネガティブな感情が目の前で語られるのに耐えられなかったのだろう．おそらく，師長という立場上，傷ついた部下を何とか助けなければという責任感も人一倍強く，そのために，一層防衛的になったのかもしれない．

外傷体験とデブリーフィング・グループ

最近，心的外傷後ストレス障害（PTSD）が広く知られるようになり，大きな事件や災害が起きるたびに，被害者や遺族への「心のケア」が叫ばれるようになった．心的外傷とは，どのようなかたちであれ，人が安心の絆を断たれ，絶対的な無力感（孤立無援感）を味わわされることによって生じる障害だ．この，すさまじい恐怖体験によって，人は存在を揺るがされ，正常な心

の機能を奪われてしまう．一時的には心的感覚麻痺状態に陥る．感情が凍りついてしまうのだ．記憶が奪われることもある．

こうした体験直後の人（リフトン[3]にならって死の体験を生き延びた人という意味で，生存者（ザヴァイバー）と呼ぶことにする）にまず必要なのは，安全感をもたらす周囲のサポートだ．家族や友人など，なじみのある人々がそばにいて，安心を与えてくれるだけでもよい．このときに無理に体験を話させることは侵襲的で，傷口に塩をすり込むようなものだ．マスコミ取材のターゲットにされるのは，被害をさらに加重することになりかねない．

ただ，上の自殺事件のように，ある集団のメンバー全員が同じ１つの事件にショックを受けているような場合，早期にデブリーフィング・グループ[4]と呼ばれる，グループによる危機介入を行うことが有効といわれている．生存者同士が集まり，互いに自分たちがどのようにその体験を受け止めているかを語り合うのだ．生存者たちは，一時的に世界との安全な絆が断たれたように感じているが，同じような体験をした仲間がいると知ることが，世界とのつながりを回復させ，無力感を和らげる助けとなる．

生存者のグループに必要な配慮

直後のデブリーフィング・グループであれ，時間をおいて催されるセルフヘルプ・グループであれ，いくら有効といっても，無理やり誘うことは勧められない．レイプ生存者などの場合でも，事件後半年ぐらいは，個人カウンセリングや家族カウンセリングを行い，落ち着いたところでグループに参加させるようにするとよいといわれている[5]．

また，グループで体験を話し合うときに，もっとも注意しなければならないのは，そこが守られた場であることが確信できるかどうかだ．部外者が出入りするような場所では，安心できない．場所と時間，参加の枠組みをしっかりと守ることが重要だ．

また，心的外傷体験の生存者は，自分に対して理由なく罪悪感を抱いていたり，恥と感じたりしていることが多い．だから，発言を強要されないこと

はもちろん，語ったことで責任を問われたり，とがめられたりするようなことがあってはならない．さらに，生存者は世界に対する基本的信頼感が傷ついており，誠心誠意をもってことに当たろうとする援助者に対しても，不信の念を拭いきれないものだ．スタッフや援助者への怒りや不信は，たとえどんなに理不尽なものであっても，許容される必要がある．ただし，グループでの感情表出がエスカレートする傾向がみえた場合，適度に水を差すこともメンバーの安全確保のためには必要なことだ．

　アルコール依存者のためのAAでは，参加者が匿名を使うことやリーダーを輪番制にすることなど，さまざまなルールがある．話すのも順番で，互い

AA

　AAとはAlcoholic Anonymousの略．1935年に，米国オハイオ州において長年アルコール依存症に苦しんでいたビルとボブ（ともに仮名）によって作られたセルフヘルプ・グループ．アノニマスとは「匿名の」という意味で，参加者はみな仮名で集まるためにこの名称がある．ビルとボブはともに医学的治療による回復に絶望し，1人の力では断酒できないことを悟ったことから，同じ悩みをもつもの同士が集い，自らの体験を話し合うミーティングを始めた．これがAAの始まりである．

　AAへの参加条件は，アルコールを断とうという熱意だけで，ほかには会費も義務もない．メンバーは自分たちの体験と共に力や希望を分かち合うことによって，回復へ向けて互いに支え合うのである．メンバーの目標は，その日1日をまず断酒して過ごすことである．AAは世界中に広まり，現在150万人以上の会員がいるといわれている．

　AAに次いで誕生したのが，ビルの妻ルイス・ウィルソンによって設立されたアルコール依存症者を支える家族のグループAl-Anon（アラノン）である．その後，薬物やギャンブルなど，さまざまな依存症のセルフヘルプ・グループが誕生し，AAで培われた方法が用いられている．わが国の病院でもアルコールの離脱症状が改善した後には，すみやかにAAもしくは断酒会への参加を促すところが多い．

に批判しあわない「言いっぱなし聞きっぱなし」が原則とされている．また，参加者は，専門家といえども援助者としてではなく，メンバーの1人として，自分について語ることが期待されている．それは，アルコール依存症という外傷性の障害[5]をもつ人々のグループであることを考慮した，1つの安全策といえるだろう．

グループと治療者の成長

　治療者の「透明性」という言葉がある．精神療法において治療者が，どれほど自分の個人的な事情や内面を患者に知らせるかということだ．フロイトは精神分析を行うにあたって，自分の表情の変化ですら患者に対する何らかの暗示となると考えて，患者の背後に座り，姿をみられないようにした．

　しかし，グループではそういうわけにはいかない．何人もが注目しており，どんな動きも隠しようがない．しかも，スタッフといえども，グループのダイナミクスから，1人だけ自由でいるわけにもいかない．

　スタッフが自分を隠そうとすればするほど，やりとりが不自然なものになり，グループは虚構の場となってしまう．グループでは，メンバーだけでなくスタッフにも自分自身に対して正直であること，自分らしくあることが望まれるのはこのためだ．とにかく自分以上のものであろうとすることをやめることだ．1人で完ぺきであろうとしたらノイローゼになりかねない．むしろ，グループのなかでスタッフもまた，たえず自分に気づかされ，成長の機会を与えられると考えればよい．

　ただ，いくら率直にといっても，セルフヘルプ・グループでもないのに，スタッフが患者もびっくりするようなプライベートな悩みまで打ち明けてしまうのは考えものだ．患者は自分の悩みや問題を何とかしようとしてそこにいるのであって，スタッフを治療することまで求められるべきではない（もちろん，しばしば自発的にそうしようとしてくれるのだが）．また，それは患者の苦悩を軽んじることにもなりかねない．いくら患者とスタッフのあいだにさほどの違いはないとはいっても，入院しなくても済んでいる幸運は，大

きな違いなのだから．

語りかけるレッスン

　グループではその場で感じたことを率直に語る．だが，そんな単純なことも意外と難しい．いったい今，自分がどんな感情を感じているかがすぐにはわからないのだ．けれど，感情とはある種の身体感覚だと考えると，すこし簡単になる．肩が凝っている，頭が重い，顔が火照る，ムカムカするといった身体の感じに注目し，それを言葉にしてみるのだ．そのうちに少しずつ胸にじわじわと湧き上がってくるような感情や腹にずんと響くような感情に気づくようになる．

　しかし，問題は，それをグループにどのように伝えるか，だ．私もよく「頭で考えるのではなく，口で考えなさい」といわれた．「口で考える」というのはわかりにくいが，要するに独り言をいうようなものと考えればいいと思う．独り言は，頭で考えてから口にするわけではない．ぶつぶつと言いながら考えている．考えと言葉が同時にある．それをすこし大きな声でやると思えばよいのだ．ただ，独り言と違ってグループでの発言は，そこにいるだれかに何かを伝えるという使命をもっている．そのためには，ただ声にすればよいというわけではない．その場にいるみんなに届くような声を出さなければならない．これも意外と難しい．

　竹内敏晴の考案した「からだとこころのレッスン」に，「話しかけのレッスン」というものがある[6]．例えば，2人で組んで，1人が相手のすぐ後ろに立ち，話しかける．その時，前の人は，ほんとうに自分に「話しかけられた」と感じられたら振り向く．ためしにやってみれば，「話しかけられた」と感じるかどうかは声の大きさによるのではないことがわかるだろう．

　私自身が実際に体験したことがあるのは，1人対大勢の「話しかけのレッスン」だ．まず1人が前に立ち，そこから何メートルか離れたところに残りのメンバーが床に座り，うつむいて耳を澄ます．前に立った人は，そのなかの1人に向かって話しかける．自分に向かって「話しかけられた」すなわち「声

が届いた」と感じた人は，うつむいたまま手を挙げる．これが，本当に聞き分けられるのだ．声が自分を通り越して後ろに飛んでいったとか，どこかでふっと拡散してしまったと感じる場合もある．よく聞き分けていると，声がまるでモノのように「みえて」くる，と竹内はいう．

気を込めて，短くシンプルに話そう

　グループでは，NHKのアナウンサーのように立て板に水の話し方をする必要はない．むしろ，なるべく短く，シンプルな言葉で語ろう．小さな声でも，届く声は届く．ある種の気とでもいおうか．声に込められた，伝えようとする意志が，言葉にエネルギーを与え，相手にインパクトを与える．逆に，声がいくら大きくても，この伝えようとする気持ちが欠けていると，途中でぽとりと落ちてしまったり，拡散してしまったりする．一番遠くの壁にまで届くように，声を発してみることだ．

　ミーティングなどで，マイクを使っているところもある．順番に発言する形式ならともかく，そうでなければ，あまり感心できない．マイクを手渡しながらでは，やりとりが寸断され，自由に話が広がらない．自分のそのままの声ではないのでどうしても構えてしまう．声の微妙なニュアンスも，マイクを通してでは失われてしまう．それに，マイクを持った発言者にだけ注目が集まるのも，グループでは困るのだ．海上寮での病院全体グループは100名以上が輪になって座れるほどの広さの食堂で行うが，マイクを使わなくても，話し合いができている．

口下手の人の話し方

　「口下手だからグループが苦手」という人がいる．そういう人に限って，頭のなかで文章を組み立ててから発言しようとして，いざ話し出そうとすると，すでに話題は別の方へ移ってタイミングを失してしまうということになる．

　口下手な人ほど，話が長い．というのも，話が下手だと思っているので，

それを補おうとして、むやみに説明やら付け足しやらが多くなり、くだくだと話が長くなってしまうのだ。あげくに収拾がつかなくなり、自分でも何が言いたいのかわからなくなってしまう。そうなると、聞くほうはたまったものではない。

こういうタイプは、完ぺき主義者なのだ。きちんと伝えようと思う余り、そうなってしまうので、まずは完ぺきに話そうという考えを捨てることだ。たとえ間違っても、言葉足らずであってもよい。ほかのメンバーから質問されたり、議論になったりするほうが、会話のキャッチボールになっていき、その分、理解も深まる。

私も英国に行った早々は、英語で話そうとするとき、一生懸命、主語は何、動詞は何、過去形は何だっけ、などと考えていたものだった。しかし、そんなことをやっていると、おしゃべりはできない。バカにされないためには、口からでまかせでも、何か言い出すしかない、とすぐに悟った。

だから、口で言えることしか言えなかった（当たり前だけど）。「右」と言いたいときでも、「右」という言葉が出てこないときには、しかたなく「左」と言うしかなかった。そのため、ずいぶん心にもないことを言うはめになった。まあ、そのくらい大雑把で、間違いや誤解を恐れない勇気と大胆さがコミュニケーションには必要だと開き直るしかなかった。おかげで、自分ではわかっているのに、自分の言いたいことや表現したいことを十分伝えられない障害者の気持ちが、痛いほどよくわかるようになった。

グループでの呼吸法

話すタイミングがつかめず、チャンスを逃してしまうという人は、とにかく声を発することを心掛けよう。人の話に割り込むときには、息を呑んでいてはだめだ。息を吸い込んでから、声を出そうとしていると、その間にほかの人が発言したりしてタイミングを逸してしまう。だから、言おうと思った瞬間、文章など考えずに息を吐き出す要領で言葉を発すればよい。あとはなるようになる。

13 グループとしての病棟

　今から10数年も前の話になるが,英国ケンブリッジの郊外,フルボーン村にある精神病院で私は半年間過ごした.緑豊かな田園地帯に広がる広大な敷地のなかの重厚な石造りの建物は,その歴史の古さを物語っていた.そのフルボーン病院で30年もの間,リーダーシップをふるってきたのがデイビッド・クラーク博士[1]だ.彼は1967年にWHOから派遣されて日本の精神医療の現状を調査し,日本でのリハビリテーションの遅れを報告したことで知られている.社会療法の提唱者としても有名で,『精神医学と社会療法』[2]という著書が日本でも出版されている.海上寮の院長であった鈴木純一医師がケンブリッジでともに働いたこともあり,クラークさんは何度も海上寮を訪れている.

生活に働きかける社会療法

　社会療法という言葉を聞いたことがないという読者もおられよう.クラークさんは上に述べた著書のなかで社会療法を「人の生き方に影響を及ぼすことによって,その人が変化することを援助すること」と定義し,次のように説明している.

> 人間が最も多くの事を学ぶのはその日常経験でであり,毎日の生活で

> 遭遇する具体的な出来事を通じて，自分の行動と感じ方，それに対する他人の反応についてより多く学び，社会で許されること，許されないことは何かを学んでゆくことができる（69 p）．

　精神科の病気は，薬で症状を抑えれば治るというものではない．素因は否定できないとはいえ，長期にわたる対人的葛藤のなかで発症するものだ．したがって，この対人葛藤への対処の仕方を学ぶことが治療の目標の1つとなる．さらに，画一的な入院生活が長引けば，施設病（インスティテューショナリズム）が起き，さまざまな生活能力や対人的・社会的スキルが失われていく．その結果，退院して社会生活を営むことができなかったり，社会への適応が難しくなり，退院したとしても再発しやすくなる．

　したがって，治療環境をできるだけ通常の社会に近づけ，生活を自発的に能動的に営めるようにすること，そしてその生活のなかで自分の対人関係上のパターンに気づき，苦手な対人関係への適切な対処法を学習することが入院治療の要になる．それが治療でありリハビリテーションでもある社会療法なのだ（この2つは切り離すことはできない）．

ケンブリッジ精神科リハビリテーション・システム（CPRS）

　ケンブリッジには，ケンブリッジ精神科リハビリテーション・システム（CPRS）と呼ばれる慢性患者を対象とする地域ケアシステムがあった．当時は，フルボーン病院のリハビリテーション・ユニットを入院治療の核として，市内にある総合病院の精神科病棟，ハーフウェイ・ハウスやデイケア施設，シェルタード・ワークショップ（保護工場）などがリンクしていた．フルボーン病院にはCPRSに属する病棟群（ユニット）とは別に，老人病棟や急性期病棟などがあって，それぞれ独自に運営されていた．精神障害者のケアがほぼ完全に地域に移行した現在では，犯罪がらみの患者を対象とする保安病棟

(セキュリティ・ユニット)のみを残して、フルボーン病院は閉鎖されてしまっている．

ホステル病棟の患者たち

　リハビリテーション・ユニットというと，病状が落ち着いて退院間近な患者のいる「社会復帰病棟」を思い浮かべる人が多いに違いない．しかも私がいたのは，夜間は夜勤専門ナースの巡回があるだけでスタッフの常駐しないホステル病棟と呼ばれる病棟だった．さぞや自立度の高い患者たちに違いないとお思いだろう．

　とんでもない．たった 16 名とはいえ，そこにいたのは，日本なら慢性閉鎖病棟で一生過ごすことになるに違いないと思えるような，コミュニケーションもままならない患者たちばかりだった．日本の病院で多数を占める「ふつうの」慢性期の患者たちは，ほとんど退院してしまっていたからだ．残っているのは，よくよくの患者たちだった．

　例えば，年を取って福祉施設から転院して来た知的障害の男性患者．未治療のまま面倒を見続けてきた家族が亡くなり，ようやく入院となった高齢の女性患者．この患者はベッドから出ようとせず，失禁を繰り返しており，むりやり起こして風呂にいれようとした私を口汚くののしったり蹴飛ばしたりしたものだ．

　とりわけ印象的だったのは，いわゆるロマ族（ジプシー）の若い男子患者だった．彼の母親は同じ病院の別の病棟に長期入院していた．彼は精神病院で生まれ，そのまま施設に送られて育った．身体は人一倍大きく，ほかの患者を威圧するほどなのに，読み書きはおろか自分の名前さえ書けなかった．だが，そんな彼も，昼間は「ガーデン・ギャング」の一員として，広い病院敷地内の草木の手入れやゴミ拾いなどをしていた（ゴミ袋をもってブラブラ歩いているだけのようにも見えたが）．ギャングといっても，別にならず者の集団というわけではない．作業グループの名前だ．そして午後には病棟に戻ってボランティアの女性から字を教わっていた．

コミュニティ・ミーティングを始める

　この病院では，とにかく患者は日中は病棟にいない．もちろん全開放で出入り自由だったし，部屋でベッドに寝ていようものなら，鍵をかけられてしまう．閉じ込められるのではなく，部屋から締め出されるのだ．寝ていていいことはない，という考えがあるのだ．昼間は OT のプログラムがたくさんあり，昼食時と夕方にしか顔を合わせない患者も多かった．

　ところが，病棟に戻って来た患者たちが実に不機嫌なのだ．大声で互いにののしり合い，先の男子患者などは女子患者をからかい半分にいじめたりした．私の目には，患者たちが十分ケアされていないせいのように映った．そこで，週１回夕方にコミュニティ・ミーティングを行うことを提案した．私はこの病院に社会療法を学びに来ていたのだから，まさに立場は逆さま，釈迦に説法のようなことになった．

すべての精神病院は治療共同体でなければならない

　ここで私が提案したコミュニティ・ミーティングについては，本書でもすでに何度か紹介してきた．これは，もともと第二次世界大戦後の英国で生まれた治療共同体の要となるものだ．治療共同体とは，個人としての患者の自由と責任を尊重し，生活全体を治療的なものにしようという方法である．世界保健機関(WHO)は，1953 年にすでに，ほとんどの精神障害者は閉じ込めておく必要はなく，「精神病院は治療共同体でなければならない」と明言している[3]．先駆者であったトム・メインやマックスウェル・ジョーンズらは精神分析のトレーニングを受けており，精神分析的集団療法の理論は行動科学とともに，治療共同体の理論的枠組みにもなっていた．

　治療共同体といっても大抵は特別の施設ではない．もちろん鍵はかけられてないが，外見的にはふつうの病院や施設となんら変わりない．今では，精神病院での実践から地域のハーフウェイハウスや作業所などに，治療共同体の民主的なグループワークを中心とする運営方法が広まっている．クラーク

さんはそれを正統的な治療共同体プロパーに対して，治療共同体的アプローチと呼んで区別している．

治療共同体の思想

　治療共同体ではさまざまなグループワークが行われるが，なかでも治療にかかわるすべての人々（スタッフはもちろん患者も）が集まり，ともに対等の立場で話し合うコミュニティ・ミーティングには，病気と治療についての治療共同体独自の思想が表れている．

　それは，精神障害は社会関係や対人関係の歪みのなかで生じるのだから，そうした環境を変えていくことによって治療できるという考え方だ．つまり，病んでいるのは，個人ではなく個人をとりまく集団（家族や学校，会社，地域コミュニティなど）であり，その関係だと考える．もし，患者が何か問題を起こしたとしたら，それを患者個人の問題としてとらえるのではなく，ましてや病気や症状のためではなく，その場に問題があると考えて変えていこうというのだ．

　例えば，いまだに跡を絶たない精神病院での暴力事件や不正は，院長をトップとするピラミッド型の階層構造をもつ閉鎖的な病院組織のなかで生ずることが多い．そして，最も弱い立場に置かれた患者たちが犠牲になる．しかも，直接手をくだすのは，ほかの患者だったり，患者の次に弱い立場の看護師のなかでも最下層のものだったりする．つまり，一連の不祥事は，病院という組織が病んでいることの表れなのだ．だからこそ，こうした治療構造を根本的に変え，病院の運営や治療に患者もスタッフと対等な立場で参画していこうというのが治療共同体であり，コミュニティ・ミーティングなのだ．

コミュニティ・ミーティングで話し合われること

　コミュニティ・ミーティングではクラークのいう「毎日の生活で遭遇する具体的な出来事」が自由に話し合われる．例えば，病棟グループでは遠足に

はどこに行きたいかとか，ひな祭りには何を食べたいか，などといったことも話し合う．けれど，よく出てくるのは日々困っていることで，最も多いのが給食についての苦情や要望だ．「トイレが汚い」「小遣い金が少ない」「当番をさぼる患者がいて困る」「幻聴で大きな声を出す患者をどうにかしてほしい」「退院させてほしい」といった訴えもよく出てくる．

従来のシステムでは，患者からこうした訴えが出ると，スタッフが解決しなければならなかった．患者＝文句をいう人，スタッフ＝解決する人というわけだ．こうした関係のなかでは，グループなど開こうものなら，患者からありとあらゆる批判や難問を突きつけられて収拾がつかなくなってしまうとスタッフが恐れて，ミーティングを敬遠したがるのももっともなことだ．

例えば，病棟グループでよく出てくるのは泥棒についての苦情だ．人の物を失敬してしまう患者がいるので，スタッフのほうでどうにかしてくれというわけだ．ときには泥棒をつかまえて保護室にいれてくれ，という患者もいる．

けれど，泥棒するのは泥棒の責任ではないのか？　もし，家で鍵をかけずにいて泥棒に入られたら，入られたほうの責任も問われるのではないのか？スタッフは泥棒を監視したり，取り締まったりするためではなく，治療のためにいるのではないのか？　それならばなぜそれが起こるのか，患者にとってどんな意味があるのかを考えるべきではないのか？　こうして問題は患者たちに投げ返される．フルボーン病院では，病棟のラジオがなくなったとき，村のおまわりさんを呼んできた．患者といえども，社会的責任はあるからだ．結局，ラジオはみつからなかったけれど．

ミーティングは決めることが目的ではない

「話し合い」というと，日本人には小・中学校の学級会のイメージが強く，何かを決めたり，結論を出すことだと思い込んでいる人が多い．議題について賛成か反対かを話し合い，最後に多数決をとるというのが定番だ．

病棟グループでは，なにも急いで答えを出す必要はない．例えば，「給食が

まずい」という意見について考えてみよう．多数決をとってもどうなるものではない．また，スタッフが「給食部にその意見を伝えておきます」と答えてしまえば，そこで話が終わってしまう．それで給食がおいしくなればしめたものだが，たいていそうはいかない．給食部と看護部の戦争にもなりかねない．現実には，病院の給食のまずさにはさまざまな要因がからんでいる．調理人の腕だけではないのだ．医療経済を考えれば給食の予算も人員も限られ，それは質に跳ね返ってくる．そのことは患者も知る必要がある．それは自分たちの生活がそうした社会制度と無縁ではないことを学び，現在，社会への関心を深めるチャンスだ．

一方，自分たちがどのようなものを食べたいか，何をしたいかなどについて患者みずからが考え，発言し，そのことが結果として返ってくれば，患者に「自発性や意欲をもて」と口で説くよりも何倍もの効果がある．

ところで，患者たちが口々に自分の好みを主張しだすのは望ましいことだが，性や年齢の違う何百人もの患者全員の好みに合う料理を作るのは，実際上，不可能だ．しかし，私自身，保育園の給食婦として働いた体験からいうと，だれがどんなふうに食べているかも知らずに毎日大量の食事を作っていると，おいしい料理を作って喜んでもらおうという意欲が失われていく．調理スタッフがやりがいをもつには，患者を直接知ることだ．具体的に患者の顔が浮かべば，なんとか工夫して，もっと満足してもらおうという気にもなる．実際，保育園では給食のサラダを大皿に盛って，好きなだけとって食べられるようにしたら大好評で，野菜嫌いの園児も喜んで食べるようになった．

「問題」の背後にある気持ちについて話し合う

患者が食事のまずさやトイレの汚さを訴えるのは，それを改善してほしいからだろうか．たしかにそうだ．けれどもそれだけではない．彼らは，そうしたことに象徴される病棟生活の味気なさや自分たちの惨めさを伝えようとしているのだ．

食事についての苦情は，食べることでしか人間としての生きる喜びやエネ

ルギーを得られない患者の生活の貧しさを伝えている。だとしたら、何を食べたいのか、どうしたらおいしく食べられるかを患者自身があれこれ考えることは、受け身で依存的な立場に陥りがちな入院生活のなかで、人間らしさを回復する治療的な営みとなる。すべて病院まかせにせず、たまには自分たちで作ってみたり、外に食べに行ったりするという工夫も可能だ。

　盗みの問題にしても同じだ。ウィニコットは、「ものを盗む子どもは盗まれたものを探しているのではなく、彼や彼女が権利としてもつところの母親を探し求めているのである」という[4]。つまり盗みには、自分から奪われてしまった母親的愛情を取り戻すという意図があるというのだ。だから、いくらお説教しても、処罰しても、盗む行為はなくならない。それはもともと自分のものだったはずなのだから。

　また、そうした心の痛みは、盗まれる側も共通してもっているものだ。その証拠に、よくみていると、いつも泥棒といわれている患者に、ほかの患者がそっと自分のお菓子やたばこを分けてあげていたりする。それでは、他人のものも自分のものと彼（彼女）が思ったとしても仕方がないと思うのだが……。

　壊れたテレビやエアコンがほったらかされていることが問題としてあがったとしたら、それは自分たちが壊れたままほったらかされていることへの抗議と受け取るべきだ。そして、すぐに修理するのはもちろんだが、何かそこに不満があるのではないかと話し合うべきなのだ。

コンフロンテーションと責任

　あるとき、退院してしばらくたつ患者が久しぶりに電話してきた。そのとき、「あなたはいつも具合の悪い患者の味方をしていましたね」と彼が言った。迷惑行為のためにみんなから嫌われ、突き上げられる患者がでるたびに、私が「どうしてなんだろう」「その患者がどんな気持ちでいるか考えてみよう」と問い返していたことをいっているのだった。彼は、どちらかといえば正論を吐き、むきになって批判する側だったので、問題患者の肩を持つような私

の対応が不満だったのだろうと思っていたが、そうではなかった。彼はそれをみていて、自分も具合が悪くなって同じように孤立する立場になったとしても、必ず応援してくれる人がいると思えたというのだ。

彼もそうだったが、患者たちの多くは社会的、人間的に疎外された経験をもつ。だから、突き上げている患者も、突き上げられている患者にどこか共感し、同一化しているところがあるのだ（だからこそ、許せないということもある）。そんな気持ちを理解し分かち合うことの方が、悪いことを悪いと責めたて、お説教するより、はるかに大事なことだ。攻撃的な患者には、すべてを解決してくれる者としての強いスタッフへの幻想と甘えが潜んでいる。

だからといって、スタッフが問題の患者をかばいだてしたり、代弁したりはしない。あくまで、当人に自分の言葉で、なぜ自分がそうしたのか、話すように促す。問題の患者も、病気のせいと逃げることは許されない。それが責任をとるということだ。

これがコンフロンテーションというもので、治療共同体では重要なこととされている。現実を突きつけることによって、自分を振り返り、一緒に考えようということだ。こうして、患者たちは——スタッフも——自分が他者とのつながりのなかで生きていることを学んでいく。

コンセンサスという決め方

日本の学校では、多数決で物事を決めることが民主的な話し合いだと教えられている。だが、政治の世界をみても明らかなように、それは多数が少数を支配するのに都合のよいやり方でもある。それに対し、精神障害者は社会のなかの少数者だ。治療的なグループには多数決は馴染まない。だれにでも理解できる多数意見や常識より、理解されにくい少数者の考えや内にしまい込まれた不合理な感情にこそ、目を向けなければ治療にならない。

そもそも、グループは物事を決めることが目的ではない。例えば、学生が実習で受け持つ患者を決めるのに、30分から1時間もかけてカンファレンスすることがある。ジャンケンやアミダなど、物事を速く決める方法はいくら

でもあるが，ゆっくりじっくり話し合ううちに，自分が何をみているのか，何を恐れているか，いろいろなことがわかってくる．

とんでもなく飛躍する議論にも，どんなつまらないと思える意見にも，ときにはわけのわからない言動（突然，立ち上がる，奇声を発する，うろうろする，など）にも，何か伝えたいメッセージが隠されているはずなのだ．

話し合ううちに，やがて何となく方向がみえてくる．こうしてみようといった雰囲気が出来上がるのだ．これがコンセンサス（全体の同意）という方法だ．これはみんなで作り上げたものなので，そこにかかわった人全員がそれに責任をもつことになる．上からの命令だからとか，多数決で決まったからとか，ジャンケンで負けたからという言い訳での責任逃れはできない．

大グループとしての病棟

病棟グループで日々の出来事を話し合っていると，病棟そのものが1つの大きなグループだということがよくわかる．問題患者がスケープゴートの役割を演じて病棟のまとまりを生みだしたりしている．スタッフの勤務交代があるときには，病棟が落ち着かなくなり，誤嚥・窒息騒ぎが起きたりする．そうしたつながりがわかっていれば，対処しやすくなる．海上寮ではだれかが辞めたりする場合や大きなニュースがあるときには，必ず前もって病棟グループで公表され，話し合われた．それも一方的に知らせるのではなく，患者の意見や感想も聞くのだ．

こうして病院生活の裏も表もあからさまになり，問題があぶりだされる．グループの45分間に，病棟内，病院内のダイナミクスがすべて映し出されるのだ．ある患者は「海上寮には秘密がない」といったものだ．こうした双方向コミュニケーションが，患者とスタッフとの信頼関係の基盤となる．

病棟グループ以外にも，海上寮ニュースという週刊新聞があり，毎週の行事やスタッフの休み，訪問客のお知らせなどが掲載されて，全病棟に配布されていた．病院の全体グループがあるほかに，毎朝の引継ぎは全病棟の看護スタッフとソーシャルワーカー，医師らが一堂に会して行われ，入院患者の

紹介も行われたから，どの病棟であってもたいていの患者についてスタッフは知っていた．

こうしたことはケアの質におのずと反映する．自由に話し合うグループのある病院をそうでない病院と比べると，患者やスタッフのふだんの表情や態度が明らかに違い，「患者が闊歩している」ようにみえるのは，そのためだ．

治療共同体の行方

欧米では，精神病院の機能は縮小される方向に向かい，大きな病院は次々と閉鎖されている．しかし，治療共同体の方法が無用になったわけではない．治療共同体の実践はすでに病院から地域へと舞台を移している．コミュニティ・ミーティングをもたないデイケアや共同住宅はないといってもいいだろう．今後，わが国でもリハビリテーションの成果を握るのは，こうした社会療法的な実践いかんにかかっているといえよう．

また，最近注目されているのは，犯罪の若年化がみられるなか，彼らを拘束し，厳しい懲罰を与えるより，治療共同体的方法で人格的成長と人間関係

教育の分野での治療共同体的アプローチ

精神病院での治療のあり方として発展した治療共同体に似たアプローチが教育や福祉の分野にもある．例えば，ニイルの創設した英国のサマーヒル・スクール[5]では，教職員と生徒が対等の立場で参加する全校集会があり，学校の規則などをみんなで話し合って決めている．授業のほかにさまざまな遊びやおしゃべりなどの自由な時間があり，何をするかは自分で選ぶ．ここでは授業を受けるかどうかを含めて，「自分のことは自分で決める」のが原則なのだ．こうした生活のなかで感情の自由と知性の自由が達成され，子どもたちは成長していく．自分たちの卒業式のやり方にさえ生徒の意見が反映されない日本の学校を考えると，ため息が出てしまう．

を学習する機会を与えていこうという動きがでていることだ．これは学校教育でも取り入れられようとしている．学級崩壊や不登校，教員のバーンアウトといった病理をかかえるわが国の学校でも，こうした方法が試みられてもいいのかもしれない．

14 グループ・マインド

「グループワークを始めてみたいのだけれど,どんなふうにやればよいのかわからなくて……」「グループワークが必要だと思うけれど,全然時間がなくて……」「グループをやろうとしたら,みんなに反対された」……. こんな声をよく聞く. けれどグループにこうであらねばならないという決まりはない. 何でもよいのである. どこにもグループの芽がある. 時間を決めなくても,特別な場所がなくても,その場でグループというものは出来上がる.

日々の生活のなかにあるグループワーク

看護の仕事には食事や入浴の介助など,実際に集団を相手にしていることが多く,グループという意識(グループ・マインド)さえもてば,グループワークのチャンスがたくさんある.

例えば,受持ちの患者のいる部屋を訪れたなら,そこでしばらく腰を落ち着け,その部屋の患者たちとよもやま話をしてみよう. それが小グループになる. 10分程度でもいいのだ. 彼らが何を感じながら,どんなふうに毎日を過ごしているかがよくわかるだろう.

また,レクリエーションや病棟OTなどは,患者とかかわるよいチャンスだ. 「患者に何かさせる」という意識を捨てて,一緒に楽しもう. むだ口も決してむだではない. 買物に一緒に行くのは,生きたSSTになるし,散歩に一緒に行くのも,単なる付き添いや監視役と思わないことだ.

そうした機会をグループとしてみれば、おのずと自分がどこに位置をとればいいか、どのように言葉をはさめばよいかがわかるはずだ。前に紹介したように、デイルームやホールでのんびりしているだけで、患者が話しかけてくるだろう。今日は新聞でも読んで待つとしようか。それがグループワークの始まりだ。

忙しさに失われる看護師の創造性

　上のようなことを書くと、「そんな暇はないし、のんびりと患者とおしゃべりなんかしていたら、『怠けている』と白い目でみられてしまう」という声が聞こえてきそうだ。
　かくいう私も、かつて「忙し過ぎて、患者のそばにいて話を聞くなどという余裕がない」と鈴木医師に訴えたことがある。その時、「それはあなたのクリエイティビティ（創造性）のなさだ」と切り返され、無念の涙を飲んだことは今でも忘れられない。
　それからずっと、このことは頭から離れなかった。いつまでも同じようなことをしているから、どんどん忙しくなるばかりなのではないか？　自分たちは、わざわざ自分たちを忙しくさせているということはないか？　根本的な発想を変えることで、自分たちを縛りつけている「忙しさ」から抜け出ることができるのではないか？
　その後、病棟を開放化し、患者が自由に出入りできるようになって、はじめて鍵の開け閉めをしないだけでも楽だということがわかった。買物や外出の付き添いの時間も必要最小限ですむようになった。小遣いやタバコを患者が自分で管理するようになると、「渡す、渡さない」「多い、少ない」といった駆け引きで時間を費やすこともなくなり、患者とむやみに対立することもなくなった。逆にいえば、これまでそうした「業務」で忙しかったのだ。

看護師の責任と患者の責任

けれど，そこに至るまでがたいへんだった．例えば患者を1人で外出させるとか，小遣いを自由にもたせるという決断が看護師にはなかなかできなかった．何度か無断離院されてしまったし，小遣いが赤字になる患者もいた．

看護師に財布やタバコを預かってもらいたがる患者もいたし，第一，鍵を明けると外部から危険な人が入ってくるから嫌だという患者もいた．管理することを世話することと勘違いしていたのは，スタッフだけではなかった．

クラークさんはその半生記のなかで，院長として赴任したフルボーン病院で，1954年に病棟を開放化し始めたときの苦労を，詳しく記している[1]．どの病棟も開放化することに抵抗したというのだ．そこで彼は，1つひとつの病棟を訪れ，「患者が病院から抜け出すのは，それ自体，悪いことではない」と明言し，もし，患者が脱走したとしても，責めたりクビにしたりすることはないと看護スタッフに約束した．そのとき，スタッフは今までの考え方とのあまりの違いに驚いたという．開放化を実現するには，スタッフもまた，さまざまな束縛から解き放たれる必要があったのだ．

看護師の構え

野球用語に，「オープン・スタンス」と「クローズド・スタンス」という言葉がある．バッターボックスに入ったバッターが，ピッチャーに対して身体を正面に向けるようにして構えるのがオープン・スタンスで，半身に構えるのがクローズド・スタンスだ．

病棟では，看護師が意識しないうちにクローズド・スタンスになっている姿をよくみかける．例えば，ナース・ステーションの入り口で患者に呼び止められた看護師．身体の半分が勤務室のなかに入り，残り半分で患者をなかに入れないようにガードしている．病室に向かう看護師．前だけを見て，周囲の視線を振り払うかのように早足で歩く．まるで，「声はかけないで」という気を放っているようだ．そしてだれかが話しかけたそうにしているのを気

づかないふりをして黙って通り過ぎる．それは明らかに無視であり，ネグレクトという心理的虐待にほかならない．

　ナース・ステーションで記録を書く看護師．窓口で患者が呼んでも，記録に没頭していて聞こえないふりをする．返事をするにも，記録から目を離さず，「今忙しくて，ちゃんと聞く暇はないのよ」というメッセージを伝えている．用事があるときには，まわりにいる人には目もくれず，その人だけに話しかける．「ほかの人には用はないから邪魔しないで」という印象を周囲に与えるように．これらはみんなクローズド・スタンスだ．

　これに対して，グループのスタンスは基本的にオープンなものだ．どこからでも話しかけられる．だから，ふだんクローズド・スタンスで看護している看護師がグループを行おうとすると，それだけで自己変革を迫られることになる．グループに消極的になるのは，そのせいかもしれない．

グループでのオープン・スタンス

　ニューヨークの貿易センタービルにハイジャックされた旅客機が突っ込むという衝撃的な事件があったときのことだ．ニューヨークの病院では，すぐに臨時のコミュニティ・ミーティングが召集されたという．

　同時期，実習していた日本の病棟では，患者たちは黙ってテレビの臨時ニュースにくぎ付けになっていたが，スタッフのあいだでも表立って話し合われることはなかった．しかし，1人ひとりの患者は，「この病棟は大丈夫だろうか」「いざというときどうやって逃げたらよいだろうか」などと，さまざまな不安を学生たちに漏らしていた．

　危機的事件が起こったとき，臨時に開かれるグループをクライシス・グループと呼ぶ．前にみたデブリーフィング・グループも一種のクライシス・グループだ．

　ここでは，今，まさに直面している問題について即座に話し合うことにより，不安が病的なものにまで発展することを未然に防ぐ．こうした不安が解消されないと，それはスタッフへの不信感や怒りにもつながり，妄想的に

なったり，攻撃的になったりする危険性が増す．

　私が一緒に働いた女子病棟の病棟主任は，こうした患者の気持ちにとても敏感な人だった．ただ，敏感なだけでなく，それを抑えることなく，オープンにする勇気をもっていた．患者同士がケンカばかりしているときには，「あなたたち，本当は私たちに不満があるんじゃないの」と問いかけた．患者たちはすぐに反応して，仲間同士のケンカをやめた．自分たちが満たされない気持ちであることをわかってもらえたからだ．

　ふつうは，不安なこと，嫌なことは，できるだけ触れたくないというのが人情だろう．けれども，そうやって蓋をしてしまった結果，さまざまな障害が生じてしまうのだ．グループでは，どんな嫌なことにも目を向けようというオープン・スタンスが必要なのだ．

グループでのクローズド・スタンス

　では，グループはみんなオープン・スタンスなのだろうか．そうではない．世の中にはたくさんのクローズド・スタンスのグループがある．

　卒業式や結婚式といった儀式は，その典型といってよい．式場はだいたい決まった構造をもち，だれがどこに座るかも，式次第も決まっている．司会役のせりふには決り文句が多く，スピーチでも毎回，同じ話をする人さえいる．その式典にふさわしい感情表現しか歓迎されず，突然そこに割り込む人は迷惑がられる．

　かつて，地域の患者会に指導員の１人としてかかわっていたことがある[2]．最初の頃，月１回の定例会はクローズド・スタンスそのものだった．広い畳の部屋に四角く座卓を並べ，前に司会役の女性，その隣に補佐役の男性が座り，２人の後ろに家族会メンバーがお目付け役のように座っていた．

　毎回決まって，補佐役のハーモニカ演奏による全員の斉唱（「若者たち」）で始まり，同じく「今日の日はさようなら」で終わった．新入会員があると，氏名・あだ名・長所・短所・好きなもの・嫌いなものを記入した用紙が読みあげられてから，順に自己紹介が行われ，その後，会の活動についての打ち

合わせをしたのち，歌を歌ったりゲームをしたりした．毎回これの繰り返しだった．

　結局，この堅い進行ぶりは，指導員が途中で質問したり茶々をいれたりするようになって，崩れてきた．カチカチの「よいお返事」ではなく，自由な発言が増えた．雰囲気もずっとリラックスしたものになった．

　このように，グループといいながらクローズド・スタンスのものがある．順番に発言したり，司会者が発言者を指名したりするようなやり方もそれに近い．特に，スタッフが意図的に指名して，自分たちに都合のよい発言を引き出そうとするようなやり方は，オープン・スタンスの対極にあるものだ．

　メンバー同士の自由な相互作用が生まれにくい講義形式のグループもまた，クローズド・スタンス．テーマを決めておいて，テーマから逸れた話を禁じたり，扱いづらくなったとたん，「グループの後で話し合おう」とか，「ここはそんなことをいうべき場ではない」などといって押さえ込もうとしたりするのも，クローズド・スタンスだ．

グループは開放化の前提

　スタッフのクローズド・スタンスを象徴するのが閉鎖病棟だ．閉鎖病棟に長期入院している患者たちは，その決まり決まった堅い環境に適応するために，無為自閉の殻をかぶることになる．患者もまた，クローズド・スタンスを身につけてしまうのだ．

　だから開放化するには，スタッフも患者もオープン・スタンスでかかわり合うことを学ばなければならない．海上寮ではそのために長いこと，グループで話し合った．病棟グループでも，病院の全体グループでも，どのようにしていくかを話し合い，週1日，2時間程度の開放時間を設定することから始めた．そうして患者もスタッフも，お互いに信用し合い，自由と責任に基づいて行動することを徐々に学んでいった．

　わが国の精神病院が閉鎖的で，なかなか開放化が進まないのは，オープン・スタンスのグループが浸透しないことと明らかに関連している．昔なが

らの年中行事をスタッフが何から何までお膳立てやっているようでは、病棟は変わらない。患者のために、治療のためにやっているようでいて、実は患者を依存的なままにとどめおくことに貢献しているのだ。

集団活動からグループワークへ

　精神科では看護師たちは昔から集団活動を行ってきた。ひな祭りや盆踊り、クリスマス会といった季節ごとの年中行事や、遠足、運動会など、小学校や中学校でやるような行事が精神病院でも行われている。十年一日のごとく何の変化も刺激もない病棟では、それなりに意味があるのかもしれない。ラジオ体操などは、今や精神病院にしか残っていない日本の文化遺産になってしまった。

　一方、最近盛んになったOTやデイケアでは、グループワークとしてさまざまなプログラム活動が行われている。そうしたグループワークと伝統的集団活動とはどう違うのだろうか。望ましいグループワークの条件について、改めて考えてみよう。

　まず第一に、メンバーのニーズや興味から出発していることだ。OTなどでも、おもしろくなければ、続かないのは当然だ。得にもならないことをだれがやりたがるだろうか。慣例でやっているから、というのでは困る。何年も入院していると、年1回の遠足といっても、何度も同じところへ行ってうんざりしている患者もいる。みんなが行けるところより、少人数でも行きたいところに行けるほうがよい。

　第二に、メンバーが自分の興味や能力に応じて、いくつかの選択肢からプログラムを選べることが望ましい。選ぶということ自体、主体性や健康な攻撃性を発揮するチャンスだ。

　第三に、メンバーが十把一絡げではなく、年齢や性別、文化的背景、経済状態などが考慮されていることだ。特に世代を同じくする者同士は、おのずと似たような体験をしており、共感も得られやすい。だが、もちろん、条件が同じでなければならないということではない。あえて背景の異なるメン

バー同士が同じグループワークを通じて知り合い，世界を広げることもある．

第四として，プログラムへの参加の仕方がいろいろあることがあげられる．能力に応じてできることがあり，また，プログラムのなかに単純な作業から複雑な作業までいろいろあってメンバーのニーズや興味の変化，あるいは能力ややる気の成長によって，選び取れるような多様性も重要だ．みんなが同じことをやらなければならないのは，辛いものだ．

ここにあげたことはすべて，グループのなかに他者とともにいながら，1人の人間であることが失われることがないという，グループワークの基本的条件を満たすための枠組みといってよいだろう．

15 グループの記録

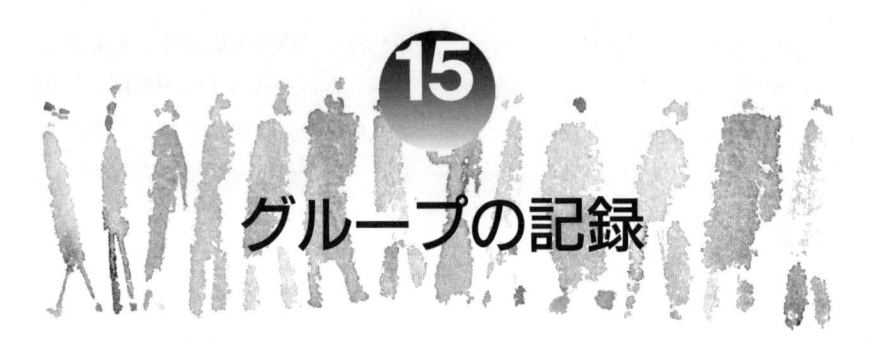

　Aさん　　退院要求
　Bさん　　ぶつぶつ独語．途中で退席
　Cさん　　スタッフにいろいろと話しかけていた
　　　　　………

　恥ずかしながら，これが最初の，私のグループ記録．どんなグループだったのか，Aさん，Bさん，Cさんの行動につながりがあるのか，それともないのか，これではさっぱりわからない．
　なにしろ，40人以上の患者が集まり，それぞれが勝手に動き回り，しゃべりまくるような病棟グループを記録するのだ．何をどう書けばよいのか，見当もつかなかった．

レビューで記録を書く

　海上寮ではどんなグループでも，終わった後に必ずレビューをやり，そこで記録を書いた．レビューのないグループはグループではないと考えられている．
　レビューとは，振り返りのためのアフターミーティングのことだ．参加した全スタッフがナース・ステーションに集まり，グループで気づいたこと，感じたことなどを一緒に思い出し，吟味し合う．時間にして約30分．
　人によって気づいたことや印象が違うもので，いろいろな角度からグルー

プを見直すことができた．もっとも，グループに参加し始めた頃は，緊張して何がなにやらわからなかったから，上に書いた程度しか，思い出せなかった．

だんだん慣れてくると，みんなの意見を総合して，グループ全体がどんな雰囲気で，どんな流れだったか，Aさんの発言とBさんやCさんの行動がどうつながっているのかが，わかるようになった（ずいぶん時間がかかったけれど）．

10年も経つと，私の記録は，その分量も内容も飛躍的に増えた．45分のグループでの出来事が，最初から最後まで，物語のようにつながって記録できるようにもなった．記録のためにわざわざ記憶しておこうと思わなくても，覚えていられるようになった．そうなると面白くなり，しかもみんなに読んでもらいたくて，筆が進んだ．

教育の場としてのレビュー

レビューでは，お互いに自分たちの発言や行動についても振り返って意見を言い合うから，一種の教育的なピア・グループとなる．海上寮では，医師

ピア・グループ

ピアとは仲間のこと．同じ環境，同じ時間を共有している者どうしの近しい関係のなかで，互いに率直な意見を交わし合うのがピア・グループである．類似性，同質性を通しての一体化を求める中学生くらいのチャム・グループとは異なり，ピア・グループには共通性や類似性を追求する共感的な雰囲気ばかりではなく，互いの異質性を認め合い，その違いを超えて理解しあおうとする雰囲気が存在する．それが治療や教育において，専門家の権威による指導や助言以上の効果をもたらすことが知られており，精神科のユーザーたちによるピア・グループ・カウンセリングなども実践されている．

よりほかのスタッフの方がグループの経験が豊富だったりしたから，レビューでは医師がしばしば批判の矢面に立たされた．結果的にはサポートにもスーパーヴィジョンにもなっていたと思うが，権威をもつことを当然と教育されてきた医師には辛いやりかただったろう．

ケンブリッジのハーフウェイ・ハウスでは，司会役のユーザーがそのまま控室でスタッフと一緒にレビューをしていた．おそらく，治療的な意味あいもあったのだろう．

病院によっては，グループの前にプレ・ミーティングを行い，スタッフ同士が事前に打ち合わせをするところもある．医師もワーカーも申し送りに参加しないようなところでは，グループの前にあらかじめ病棟でどんなことが起こっているかを確認しておくために必要かもしれない．だが，あまり用意周到にグループに臨んで，グループの自由な流れを阻んでしまわないように注意する必要がある．グループでは何が起こるかわからないという要素があるからこそ，おもしろいのだ．予定通り進むのでは，会議と同じだ．それよりは，後のレビューを充実させたほうが，スタッフにとって得るものは多い．

グループの記録が必要なわけ

グループを1人で担当するときも，複数で担当するときも，レビューや記録は不可欠だ．やりっぱなしではいけない．グループや個々のメンバーにどんな変化が現われているか，グループのやり方に問題がないかどうかを，その都度確認しておこう．

1人でグループを行うときには，記録を通して参加していない人にもグループで何が起きているかを知らせ，関心とサポートを得ることが是非とも必要になる．それがないと，グループは孤立し，グループ以外の人との間に亀裂が生じることにもなりかねない．

特にグループで起きたことが別のところで波紋をもたらすことがある．記録をしておけば，そのつながりを見出すことも容易になる．

また，複数のスタッフがかかわるグループでも，グループを振り返りなが

ら記録をとることによって,お互いの気持ちや意図をその場で確認し合うことができる.

何をどのように記録すればよいか

　グループの記録に必ず残しておかなければならないのは,開催された時間,場所,参加者,活動内容などだ.その日の天気や,前後に大きな出来事があれば,それも記しておこう.メンバーが欠席したら,これも記録しておく.欠席したのはグループの動きと関連して何か意味があるのかもしれないし,その人の欠席がグループに何らかの影響を与えていたかもしれないからだ.

　ただ,グループの記録は個人記録とは異なる.本章の冒頭に示したような箇条書きでは困るのだ.だれがどんな様子で,どんなことが起こったかは,グループ全体のストーリーとして再構成されなければならない.参加していない人にもグループの様子が生き生きと伝わるように,グループの流れを追ってできるだけ具体的に,記憶に残る言葉などはそのまま書く.なかでも全体としてのグループの雰囲気については必須事項だ.何も客観的である必要はない.記録者のホットな感想も交えて書いておこう.

　ところで,最近では診療報酬もからんで,看護記録にも記載しなければならないことがあるために,どうしても個々の動きに注目した記録になりがちで,それでは全体としてのグループをみる目が育たない.今,医療というシステムのなかでグループを実践するときのジレンマの1つだ.

いつ記録すればよいか

　大勢が参加する複雑なグループの動きを後から思い出すのがいくら難しいからといって,グループの最中に記録やメモを取るのは感心しない.どうしても注意が記録に向いてしまって,グループへの参加がおろそかになってしまうからだ.

　また,観察についての章で述べたように,オブザーバーが記録をとるとこ

ろもあるが，メンバーも観察され，記録されているという意識から自由ではいられず，グループへの影響は無視できない．

グループの記録は，できるだけ生々しく伝わるほうがよいので，グループの終わった直後，できればレビューの場でグループの感触もさめやらないうちに書くのがいい．時間を置いて書くと，細かいことは忘れてしまうものだ．

そして記録は，決まったファイルかノートに記載して，だれもが目につきやすいところに置いておこう．みんなに読んでもらうためだ．記録を読んだ人が感想を返してくれたり，グループ後の反応や病棟の様子などをフィードバックしてくれたりすれば，もっとよい．観察の妥当性を確かめることができるし，もっといろいろな見方ができるようになる．

記録はグループの歴史を刻む

記録をつけていると，グループの動きに敏感になり，グループが「読める」ようになる．さらにその回だけでなく，前後の回のつながりを見出せるようになる．例えば，今回あるメンバーの口数が少なかったのは，前回張り切って話し過ぎたと感じているためかもしれないとか，今回欠席したのは，前回のあの出来事のせいではないかなどと，仮説を立てることができるようになる．そして，今回はワーッと盛り上がったグループだったから次回はぐっと落ち込むだろうとか，深刻な話が出たから次の回には明るく楽観的な話題が出るかもしれないというような，予測もつくようになる．

こうしてグループの動きが点ではなく，線か面のようにつながってみえてくると，1回1回のグループの参加者が増えたり減ったりすることや，話題の多い少ないなどに一喜一憂しないですむようになる．グループは1回勝負ではない．だからといって二度と同じグループもない．

記録は，こうしたグループの生きた歴史を刻むものだ．一見同じことの繰り返しのようにみえても，1か月後，1年後，あるいは数年後に記録を見直すと，大きな変化が起こっていることに気づく．今は目立たない患者が，何年か前にはグループの主役だったとか，わいわいとうるさいだけのグループ

だったものが，いつのまにか話し合いのできるグループになっていたとか．私も自分のつけた記録をみると，こうしたメンバーの変化やグループの成長だけではなく，記録していた自分自身の変化をみることができる．

また，それぞれのグループはそれを取り巻く病棟や病院の動きと無縁ではない．スタッフの勤務交代や担当医の去就，新たな制度の導入などが敏感にグループに反映する．それらの変化とも照らし合わせると，グループの歴史は幾重もの意味を帯びてくる．

器械による記録の方法

　記録には，筆記によるもののほかに，オーディオ・テープやビデオに録音・録画する方法がある．これらは，後でグループを見直したりするには便利だ．筆記よりも一見楽なようにみえるが，聞き直したり，見直したりしなければ何にもならない．それにはグループと同じだけの時間がかかる．結局，聞かれないままのテープがただのゴミの山になってしまうこともある．

　しかも，音質も画質も，人間の耳や目に勝るものはない．いくら性能のよいレコーダーでも，雑音を適度に抑えて，人の声だけクリアに聞き取るという芸当はできないのだ．私の大学にはグループのための演習室があり，3台のビデオカメラが設置されているが，これだけあっても，せいぜい全体を3方向から映し出すのが精一杯で，1人ひとりの表情まではとても追えない．しかも，カメラレンズが気にならないようになるには，相当時間がかかる．

　だが，テープやビデオを使うことの最大の難点は，そうした器械に頼ってしまうと，自分の目や耳でとらえたものを記憶し，再生するという能力がどんどん退化してしまうということだ．その結果，グループを読み取る力も落ちてしまう．それに，テープも編集しない限り，ストーリーを読み取ることはできない．

16 グループと家族

　今から20年ほど前になる．パロ・アルトというサンフランシスコから車で3時間ほどの町にある退役軍人病院を見学しに行ったことがある．当時，そこでは戦争神経症や薬物依存など，さまざまな精神的な問題を抱えた大勢のベトナム帰還兵たちが，シナノン・アプローチと呼ばれる方法で治療を受けていた．私はそこで，いまだかつてないグループ体験をすることになった．

「ファミリー」という名のグループ

　そのグループは「ファミリー」と名づけられていた．集まったのは，40人余りの元軍人たち．マリファナやヘロイン，コカイン，LSDなどの薬物嗜癖で，軍の規律違反に問われた者たちだった．みると，屈強な体つきの男たちの毛深い胸や腕には，恐ろしげな刺青が彫られていた．部屋の壁に沿って並べられた椅子の輪のなかに一緒に座らされた私は，すくみ上がった．
　やがて，1人の患者が私の隣に座っていた患者を指さし，何やらののしり始めた．激昂した口ぶりで，とうとうとまくし立てる．隣の患者が負けずに言い返すと，ほかの患者たちも口々に隣の患者に文句を言い始めた．どうやら，なにかさぼったかどうかしたらしい．そのうち，隣の患者が妙におとなしくなったかと思うと，驚いたことにぶ厚い肩を震わせてグスリグスリと泣き始めたのだ．
　やがてグループは第二セッションに入った．派手なジャケットを着た1人

のリーダーがホワイトボードを出し，自分たちの人間関係のパターンについて，交流分析の図を用いて説明した．それから，全員が立ち上がって抱き合い，いわゆる「シェアリング」（分かち合い）の儀式をして終わった．

家族につきまとうステレオタイプなイメージ

　日本語では，「家族的な」とか「家庭的な」といえば，親密で和やか，心安らぐといった肯定的なイメージがある．だのに，そんなイメージとはかけ離れた雰囲気のグループを，なぜ彼らは「家族（ファミリー）」と名づけたのだろうか．

　考えてみれば，日本で「渡る世間は鬼ばかり」のような橋田壽賀子のテレビドラマが高視聴率を誇っているのは，どの家族にも相当な確執があって，

シナノン・アプローチ

　シナノンとは60年代にアメリカで生まれ流行した，薬物依存者や犯罪者の自己成長を目的としたセルフヘルプ・グループの1つ．独自の哲学に基づく一種の強制的文化をもっており，本文に描いたように，参加者はさまざまなゲームやグループのなかで無慈悲なまでに自分の欠点に直面化させられ，偽りの自尊心を叩きのめされる．そしてコミュニティの理想が新たな自己概念として内面化するまで，徹底的に指導される．これを頑張り抜いた人は，やがて薬物依存から脱し，指導者となっていく．

　シナノンのコミュニティには厳格な階級制度とそれに応じたルールがあり，理想にどれほど近づいたかによって段階が決められる．例えば，はじめは全員ブルーの作業着を着ることが義務づけられるが，段階が上がるごとに次第に私服の着用やそのほかの自由が認められるようになる．また，ルールに違反した場合には，自分の問題や欠点を書いた札を首からぶら下げて，一日中過ごさなければならないというような厳しい罰が科される．この方式は，偽りの自己を肥大化させた社会的人格障害の患者には向いていても，統合失調症患者などにはかえって病状を悪化させかねない危険性がある．

ふつうは思っていても言わないことを、あのドラマの登場人物があけすけに言い合い、ぶつけ合っているところに共感する視聴者が多いからだろう。その一方で「家族的＝和やか」というステレオタイプな幻想にしがみついているという矛盾にふだんは気づいていない。

看護師が患者を退院させようとしない家族や面会にも来ない家族に対して、つい腹が立って批判的な気持ちになるのは、家族ならば互いに慈しみあい、大事にし、受け入れあうべきだと考えているからだ。親は子を愛し、子は親を大事にするものだと思い込んでいる。そうした抜きがたい家族への幻想が壊されるとき、人は不安になり、怒りが湧く。看護師が面会にすら来ない家族、患者を引き取らない家族に腹を立てるのも、そのせいだろう。

人間関係の原点となる家族

家族は人間が生まれて初めて遭遇するグループだ。家族のなかで人は、初めて人を愛すること、憎むことを学ぶ。そして、自分らしく成長したいという内なる意思と、どういう人を必要とするかという家族からの期待との、2つの力のバランスのなかで、自分自身を形成していく。そのバランスのなかで生まれるのが、「家族役割」といわれるものだ。

どんな役割になるかは、そのときの家族の状況や、性、出生順位、社会の価値観などが影響する。「子はかすがい」とよくいわれるように、子どもは壊れかけた夫婦関係のつなぎ役に選ばれやすい。子どもの教育を巡ってケンカが絶えないと訴える夫婦は、別に子どものせいで仲が悪いのではなく、仲が悪いから子どものことでケンカをするにすぎない。けれど、子どもからすれば、自分のせいのように感じられるので、子どもも問題児となって、進んでつなぎ役となる。

つなぎ役といっても、さまざまな役柄がある。母親が病弱だったり、何らかの理由で子どもたちの面倒を十分みられないような家族の、特に長女は、「世話役」の役割を引き受けやすい。男子であれば、よい成績をとってよい大学に入り、一流企業に入るような期待に沿って努力するかもしれない。ス

ポーツ選手としての成功を目指すという道もある．いわば家族の「ヒーロー役」だ．

　これは，傍目にはいい役柄に映るかもしれないが，内実は相当つらい役柄でもある．いつもちやほやされるが，逆に失敗は許されないというプレッシャーにさらされるからだ．もし失敗すると，家族全員に落胆と絶望を引き起こす．

　つなぎ役には「ピエロ」という役柄もある．つまり，進んで「おまえはバカだなあ」と言われるようなことをやったり，ドジな失敗をしたりすることで，落ち込みがちな家族の雰囲気を明るくし，一家の「ダメな」部分を一身に引き受けるのだ．

「患者」という役割

　そうした家族役割のなかに，「患者」という役割がある．「症状」を出して家族全員の心配を一手に引き受けることで，家族をまとめ，不安や葛藤から救い出す役割だ．

　子どもが問題を起こせば，家庭を振り返らなかった父親も，否応なく家族のもとに引き戻される．自分の存在に虚しさを感じている母親も，子どもが病気となれば，よい母親という役割を与えられることになる．夫婦喧嘩をしていても，子どもの具合が悪ければそれどころではない．一時休戦だ．

　こうして，さまざまな「症状」を出すことによって家族内の緊張を和らげ，バラバラになりそうな家族のつながりを回復させる役割をとる家族メンバーを，家族療法の母と呼ばれるバージニア・サティアは「Identified Patient，略してIP」と名づけた．「患者として認められた人」という意味だ．

　IPの示す「症状」はさまざまだ．喘息や糖尿病やときには難病など，身体的な病気のときもあれば，精神疾患やアルコール依存，薬物依存，摂食障害などのさまざまな問題，登校拒否，非行，犯罪，自殺や事故などのときもある．いずれにせよ，その患者の「症状」はその人が傷つき，病んでいることを表していると同時に，家族が病んでいることのしるしでもある．彼らは

IPになることによって，家族の救助信号SOSを発しているのだ．

こうした役割は，一見すると家族が一方的に押しつけているもので，本人は家族からの期待の被害者のようにみえることもあるが，実際はその人自身が選び取った役割でもあり，その人の人格の一部にもなっているため，その役割を放棄することは難しく，抵抗があるものだ．

グループに映し出される家族関係

人は，家族のなかで身に付けた人間関係パターンを社会生活のなかで繰り返し再現する．例えば，家族内にいつも緊張や不安があるなかで仲裁役，緩衝役として育った人は，職場や友人同士でも同じような役割を担うことが多い．支配的な親に対する甘えと反抗が入り混じったアンビバレントな感情を持つ人は，教師や仕事場の上司に対しても複雑な感情を持ちやすい．

グループでは，こうした家族に由来する対人関係パターンがよく再現される．例えば，家族役割として仲裁役をとってきた人は，グループが停滞気味になると一生懸命自分から話題を提供したり，意見の対立があるときには話題を変えようと躍起になったりする．症状や問題行動を示すことによって，グループ内（あるいは病棟内で）IP役割をとる患者もいる．

また，グループでは精神療法において転移と呼ばれる感情が，さまざまな人に対して同時に起こる．リーダーに父親への怒りを投影して反抗する人もいる．かと思えば，何でも受け入れてくれる理想の母親を投影して，べたべたと甘えたり，際限ない要求を繰り返す人もいる．また，メンバー同士のあいだできょうだい葛藤が再現されることもある．

通常の社会生活でも同じことが起こるのだが，現在の行動に過去の体験が反映していることを自覚することは難しく，他人にももちろんわからないので，大抵の場合は人間関係がこじれる原因となってしまうのだ．

ところが，治療的なグループでは，参加者1人ひとりにどんな背景があるかはわからないにしても，少なくとも許容的に受け入れられる．また，ほかのメンバーからの意見や反論によって，違う解釈があることを知らされるこ

ともある．こうしたことが，過去の感情を違ったものとして体験しなおすきっかけとなるのだ．そして，親に対する自分の怒りのなかに満たされない甘えがあったことに気づいたり，孤独だった自分に気づいたりすることができる．しかも，グループのなかに受け入れられているという感覚があれば，自分の孤独を見つめる恐怖も和らぐ．こうした体験が「修正感情体験」といわれるもので，自分に気づき，過去の傷を癒す，精神療法の鍵といわれているものだ．

針とお花畑

　何度も針を腕に刺したり，飲み込んだりの自殺未遂騒ぎを繰り返していた女性患者がいた．そのたびに自分から「刺した」とか「飲んだ」といってきて，スタッフを慌てさせるのだ．なぜそのようなことをするのか，どうしてほしいのかと病棟グループで尋ねられ，彼女は1人の患者を指差し，「あの人はお花畑」といった．「きれいねきれいねと，たくさんの蝶々が集まってくる」と手振り身振りをまじえていう．

　だが，「お花畑」といわれた患者は，何年も入院している年配の患者で，黙々と配膳や掃除の当番をこなすのでスタッフは助かってはいたものの，彼女がいうほど人気者というわけではなかった．

　その患者のことをうらやましがった患者には生まれつきの障害があって，母親に溺愛されて育ったとカルテには書かれていた．おとなになった今でも，病棟での当番は免除となっていた．そのことが，彼女にはスタッフが構ってくれない理由のように感じられていたのだろうか．

　彼女の針を刺したり飲んだりといった自傷行為のかげには，注目されたい，好かれたい，構ってもらいたいという気持ちがあったようだ．彼女が母親の愛を得るために，虚弱でいる必要があったように，スタッフに構ってもらうためには身体を傷つける必要があったのかもしれない．母親の過剰な愛に潜む，針のような憎しみを感じ取っていたのだろうか．

グループとしての家族面接

　グループでは参加者1人ひとりがどのような家族背景をもっているかを知っていると，その人の発言や行動の意味や重みをより深く理解できる．だが，残念ながら，すべての患者の家族に関する情報がカルテに記載されているとは限らない．そんな場合には，家族が面会に来たときが，その家族について知るよい機会だ．海上寮では面会時には，主治医と担当ソーシャルワーカーと看護師が面会室で同席した．その時の患者と家族の座る位置ややり取りをみていると，家族のなかでどのようなことが起こっているかがよくわかった．

　例えば，患者をはさんで互いに離れて座り，それぞれが医師に話しかけ，決して話し合うことのない両親．患者がそこにいるのに，まるでいないかのようにスタッフに患者のことを話す家族．また，ある母親は，隣に座った患者である息子に背を向けて話をした．病棟では，恐がられているような男性患者が，母親の前では小さくなり，しかり飛ばされている光景もみた．

　そんなときの患者の反応からもいろいろなことがわかる．ある患者は親がスタッフに話をしていると，みるみる落ち着きがなくなり，貧乏ゆすりが激しくなった．自分より身体の小さな母親の膝に座ろうとした患者もいる．母親は文字通り，押しつぶされそうになった．

　面接では，家族のもつさまざまな物語が，親の立場や子どもの立場から，それぞれに語られる．ある患者の養母は，面会のたびにその患者の貧しく複雑な家族について語り，畑仕事をしながら，夕方，森に帰っていくカラスを見て，その患者が「カラスはいいなあ，帰る家があって」といったという話を聞かせてくれ，立会った看護師を何度も泣かせた．

　こんな機会がなければ，きっと家族で話し合うこともなかっただろうと思われることも多い．ある患者は，面会に来た家族とともに本人のこれまでの苦しかった生活について話し合った際，医師に「先生は，裁判官であり弁護士でもあるのですね」といった．自分を弁護してくれる味方であると同時に，公正に判断してくれる厳しい裁判官でもあるというのだった．

看護師も患者がどんな環境のなかで生きてきたかを知れば，目先のことでイライラすることも減るだろう．また，自分が口やかましい母親と同じになってはいないか，冷たい家族の視線で患者をみてはいないかと，自分のかかわりを振り返ることができるだろう．

17 グループと教育

　このところ，全国各地に看護大学が増え，大卒ナースもさほど珍しくなくなってきた．そのこと自体は喜ばしく思うのだが，ひとつ気がかりなことがある．それは，新設大学の多くがかなりの数の入学定員を設定していることだ．100 名，120 名といったところはざら．私の勤務する大学でも入学者数は 60 名と比較的少ないのだが，最近 30 名の編入学生が加わり，合同授業ともなると 90 人を相手に講義をしなければならなくなった．

病院での大グループ

　海上寮の全体グループは，女子病棟と男子病棟が共同で使っている大きな食堂で，毎月 1 回，開かれる．病棟グループと同様，テーブルを全部取り払って丸椅子だけの輪を作り，そこに座って話し合う．事務や薬局，給食部，看護科，社会療法科などの病院スタッフが集まり，患者も全病棟から参加する．基本的に自由参加で，総勢 90 人から 100 人くらいの大グループとなった．だが，大きいからといって患者たちも尻込みせず，積極的に発言した．退院の挨拶をする患者もいた．

クラスという大グループ

　90 人のクラスは，大体，海上寮の病院全体グループと同じ規模だ．だが，

それだけの学生から反応を引き出すのは，並大抵のことではない．

そもそも，講義という形態は学生を受け身にする構造であり，ともすれば教師から学生への一方的なコミュニケーションに終わってしまう．学生にしてみても，自分は大勢のなかの1人にすぎないという感覚に陥りがちだ．だから自分がどんな態度をとろうが教師に何の影響も与えないと思っているふしがある．

しかも最近の学生は，授業中に寝ることをさほど悪いこととも恥ずかしいこととも思っていないようだ．なかには，ごていねいに机のうえにタオルを広げて寝ている強者さえいる．何か質問しても，率先して答えようとする学生はまれで，みんな「私に聞いたわけではないでしょう」と言わんばかりにこちらの目を無視する．やむを得ず指名しても戸惑った顔をしてみせ，なかには「はい」と返事さえしない学生もいる．

授業というものは，実は教える側と教えられる側との双方向のコミュニケーションで初めて成り立つものなのに，その実感がなく，できれば避けようとしているのだ．これでは中学校や高校でうつになる教員が続出するのも当然と思えてくる．

ある授業での出来事

60人のクラスでこんなことがあった．ちょうど「集団のダイナミクス」をテーマに，グループのなかでメンバーがさまざまな感情の容器になるという話をしていた．その前から学生たちの間になにやら小さな紙切れが行き交っていることに気がついていた．そのやりとりはかなりおおっぴらで，いつも目立つ数名の学生が中心になって紙切れを回しているのだった．一度注意したが，止まなかった．

それをみて私は次第に腹が立ってきた．そこで，このクラスを1つのグループに見立てて即興で今起こっていることのダイナミクスを分析することにした．

「今，この場に紙切れが回っている．一方で，私という1人のメンバーに

怒りの感情が注ぎ込まれている…」．

だが，紙切れのやり取りは続いた．私の怒りは沸点に達しようとしていた．私は黒板にグループの図を描きながら，「この怒りの感情は実は私のなかだけにあるのではなく，クラスというグループのなかにあるものなのだ」と続けた．大半の学生はさすがに私の怒りに気づいて神妙な面持ちでそれを聞いていたが，自分たちのなかに怒りがあるという説明には面食らった様子だった．

さらに私は続けた．「こうしたかたちで毎日一方的に授業を受けている学生たちに怒りの感情が生じるのはもっともなことだ．紙切れを回している学生たちはその怒りを行動化している．つまり，そうして私の怒りをかき立てることによって，自分たち自身の怒りを防衛しているのだ」．

そう語りながら，私も次第に学生たちがものを言う機会も与えられず，ただつまらない講義を聞かされるだけなのは，さぞやりきれないことだろうと思うようになっていた．

これには後日談がある．学期の最後に一番面白かった授業はどれかとアンケートしたところ，その時の学生の1人が「集団のダイナミクスの授業」をあげていたのだ．

自己表現を恐れる学生たち

私の大学ではプロの音楽家による音楽療法を演習で行っている．そのためにプロ仕様のさまざまな打楽器を用意しており，なかには何万円もするボンゴもある．学生たちはそのなかから好きな楽器を選ぶ．

ところが，予想に反して，幼稚園児が使うようなカスタネットや小さな音しかでないトライアングルをまず選ぶ学生が少なくないのだ．ふだん触れたことのない楽器で音を奏でてみようとは思わないらしい．彼らは一体何を恐れているのだろうか．

実習のカンファレンスをみていても，学生たちはなかなか自分の意見や感想をはっきりと言わない．みんなにどう思われるか，反対されたり無視され

たりしないかとビクビクしている．だから，どんなことに対しても真っ向から反論することがない．何でも「そうね，そうね」と調子を合わせている．青春時代はああでもないこうでもないと議論に明け暮れた私には，とうてい理解しがたいことだ．

「うちらのグループ」

　最近になって，学生たちが，よく「グループ」という言葉を使うのに気づいた．「うちらのグループはみんな真面目だから…」とか「今度の実習では『グループの子』がいたから良かった」などと言うのだ．何だ？その「グループ」というのは．

　どうやら，仲の良い学生同士が「グループ」と称するものを作っているらしい．しかも所属する「グループ」を持たない学生のほうが少数のようなのだ．「グループ」には，はっきりとしたバウンダリーがある．だから，「うちらのグループ」は8人とか，14人とかいうふうに，かなりの人数まですぐにあげることができる．これがサークルか何かなら，わかるのだが．これではまるで，グループというより「組」だ．

　いつ頃からそうした「グループ」をつくっているのかと聞くと，早い子は小学校の入学のときからという．女子にそうした傾向が強いようだが，男子もけっして例外ではない．同じ「グループ」の子は一緒にトイレに行き，お昼を一緒に食べるらしい．そういえば，学生食堂でも同じメンバーでいつも一緒に食事をしているのをよく見かける．クラスで座るのも一緒，試験勉強をするのも一緒だ．

　だれそれはどの「グループ」のメンバーと，みんな知っているから，別々に行動していると，あの「グループ」はうまくいっていないのではないか，と勘ぐられたりするらしい．ほとんどの学生が「うちらのグループ」といえるものをもっているから，所属するグループを持たない学生は，おのずと孤立気味になる．ノートの貸し借りなどもできなくなり，大事な情報が伝わってこないこともある．

そんなわけで、入学したときやクラス替えがあったときには、自分の入れそうな「うちらのグループ」をみつけるのに躍起となる。そして、いったん「うちらのグループ」ができると、ほかのグループにはなかなか入れてもらえない。小学校や中学校では、「うちらのグループ」以外の人と仲良くしていると、裏切り行為とみられて仲間はずれにされたり、いじめられたりすることもあるのだという。

小学校低学年で仲良しグループができるのは珍しいことではない。正常な成長発達にとって必要なプロセスでもある。いつも仲良しと一緒にいて、同じような持ち物をもち、同じようなことをして遊ぶ時期はだれにでもある。だが、成長するにつれ、それぞれの個性がはっきりしてくると、いつも一緒というわけにいかなくなる。異なる興味関心あるいは理想といったものが生まれてきて、これまでの仲良しグループとは違った仲間が作られてくるものだ。だから、大学生にもなって、何でも一緒の仲良しグループが継続しているのは、少々気になるところだ。

「うちらのグループ」と自己表現

こうした学生の「グループ」事情を反映したような調査結果がある。2001年の内閣府の行った、公立の中学生と高校生を対象にした調査[1]だ。これによると約半数の一般少年が「周囲の人の期待に応えようとして無理をしてしまうことがある」と回答しているのだが、その、無理をする相手というのが、友だちが約65％と圧倒的で、両親40％、母親9％、父親3％を断然引き離しているのだ。

また、「友だちからはだれからも嫌われたくない」という項目に、半数以上のものが「あてはまる」と回答しており、「まあまああてはまる」と回答したものを含めると、8割以上のものが友だちのだれからも嫌われたくないと考えている。さらに、「自分が何かやろうとして反対されそうに思う人」は両親が60％を超えるのに対して、友だちは20数％に過ぎない。つまり、日本の中高生は、友だちの期待に添って嫌われないように無理しており、友だちが反

対することは予想していないのだ．

　この調査では，中高生が「人間に対する不信感」を強く抱いていることも明らかにされており，いつも一緒に行動をともにし，傍目には仲良しに見えるのに，自分を殺して付き合っている若者の実態が透けて見える．親密なグループでいながら，仲間はずれになるのを恐れて，本来の自分を表現することができていないのだ．ほんとうの自分を知られたら，友だちでなくなってしまうのではないかという不安を抱いている学生は少なくない．

　ほとんど嗜癖といってもいいくらいに頻繁な携帯電話のやり取りやメールの交換も，そうした友人関係を反映している．「何してる？」「別に……」といった，なんでもない言葉のやり取りでもしていなければ，安心していられないのだ．

自己表現には攻撃性が含まれている

　「芸術は破壊だ」といった岡本太郎ではないが，自己表現には攻撃性が必要だ．みんなと同じであれば，わざわざ自己表現をする必要がない．自分を際立たせるからには，外界とぶつかるのは必然なのだ．学生が，自分を表現することを恐れるのは，それによってだれかを傷つけ，自分も傷つくのではないかと恐れているからだ．つまり，自分の攻撃性を恐れているのだ．逆に，それほど他者との関係がもろく，基本的信頼がないともいえる．

　「うちらのグループ」のなかでは違いは際立たず，したがって対立もなく，攻撃性が刺激されることもない．だから安心というわけだ．攻撃性が向けられるのは，もっぱら「うちらのグループ」外のものか，「うちらのグループ」から逸脱しようとする仲間だ．

　こうした「うちらのグループ」に慣れた学生たちにグループワークをやらせようとすると，たいへんな困難にぶつかることになる．グループで何か課題を達成するには，メンバー相互の意見のぶつかり合いや，その調整が不可欠だからだ．その前提となる自己表現や自己主張が怖くてできないのだから，十分なグループワークなどできるはずがない．結局，グループへの嫌悪感が

残るだけとなるのも当然かもしれない．

グループワークでの教員の役割

　したがって，グループワークをするとき，教員の最大の役割は，学生たちの不安や恐れを理解し，彼らの脆弱な関係性を支える環境を作り出すことになる．そのためにはきちんと授業時間内に行い，学生と一緒にそこにいることだ．それが無理な場合には，グループワークの成果だけでなくそのプロセスにも関心をもち，いつでも助けになることを学生に伝える必要がある．

　同じことが実習カンファレンスでもいえる．特に精神科実習では，学生は患者との関係のなかで感情的にゆさぶられる体験をしている（もちろん，他の実習でもそうだが）．具体的にやらなければならないことも少ないので，学生は技術でカヴァーするわけにもいかず，患者との関係で自分自身が評価されているように思えてしまう．カンファレンスで学生にどんな体験をしているかを話すようにといっても，本当に困ったことは恥ずかしくていえないものだ．困ったこと，悩んでいることをこだわりなく話せる仲間のほうが，自分より一歩進んでいるようにみえる．

　だから，カンファレンスは，理論的学習より，こんな心理状態にある学生の不安を支えるということを一番の目的にすべきだ．そのためには，カンファレンスの時間や場所といった枠組みを，できるだけ明確にして，変更しないほうがよい．学生が少しでも自分の今の状況を話せるように，カンファレンスのテーマや形式はなるたけ自由にして，教員も学生の点を指摘したり助言したりするよりも，自分の体験を語ったり，率直な感想を伝えたほうがよい．それでなくても学生は教員や指導者の評価を気にしているものだ．教員がただ黙って見ていて，最後に評価めいたことやもっともらしいことをいって終わりにするようなやり方は，学生の不安を駆り立て，さらに怒りと不信感を内向させるだけだ．

実習カンファレンスで話し合われること

　学生と患者との間で生じている感情には，患者を理解するヒントがたくさん隠されている．例えば，学生を拒絶し，無力感を味わわせる患者は，何を伝えようとしているのだろうか．それは先に述べた怒りの授業と同じことだ．患者はみずからの無力感や絶望感そして怒りを，そうやって学生に伝えてくれているのだ．

　本を読んで勉強するだけでは学べないことがそこにはたくさんある．学生には，ただ，評価するために学生がどう感じているかを知りたいわけではなく，学生が患者を理解し，次のかかわりへのヒントを得るためでもあることを伝えたいものだ．恥ずかしさや辛さを耐えてカンファレンスで自分について語ることができれば，それだけ得るものも多い．

　また，1人の学生の悩みは，たいていほかの学生も体験していることだ．カンファレンスのなかで受け入れられると，学生は自分に対する見方が変わる．自分をより受け入れられるようになるのだ．そして自分が受け入れられれば，患者を受け入れることも容易になる．

トレーニングのためのグループ

　臨床の場でも，教育的なグループのチャンスは豊富にある．前に述べたように，何らかのグループワークをすでに行っているなら，レビューが最もよい教育的グループとなる．そうした活動がないところでも，スタッフ・ミーティングやケース・カンファレンスを単なる問題解決のためのグループではなく，教育的なグループワークとすることができる．

　特にケース・カンファレンスでは，提供されたケースの問題は，患者だけにかかわるものではない．例えば，ペイン・コントロールがうまくいかないケースが提供されたとしよう．参加者は，こんな方法を試みたかとか，痛みの評価はどうしているか，などと具体的なことを知りたがるかもしれない．そのうえで，ああしたらよい，こうしたらよいというのだ．だが，ケースと

して提供しようという人は，それまでさんざん試行錯誤しているものだ．そこで聞いただけで思いつくようなことは先刻ご承知，やってみたがむだだったということがほとんどだ．聞いてほしいのは，どれほど自分たちが苦労しているかであり，ほかに同じような体験をした人はいないか，というようなことだ．そうすれば，自分たちの直面している深刻な無力感を共感的に受け止めてもらえ，継続する力が甦るかもしれないという期待があるのだ．だのに，あれこれ欠けているところばかり指摘されたのでは，二度とカンファレンスなど参加したくないと思うのももっともなことだ．

ほとんどの葛藤は単純なものだ．でも，葛藤の渦に巻き込まれている人は，その単純な葛藤のしくみにも気づけない．似たようなケースを体験したことのある人であれば，自分たちの実践を振り返ってその大変さをわかったうえで，自分たちの体験から得た知恵を伝えることができるだろう．それは，教科書から得た知識などとは比べものにならないほど，サポーティブで有益なものだ．

看護師がグループで話し合うことの難しさ

スタッフ・ミーティングでもケース・カンファレンスでも，実習カンファレンスでの学生と同じくらいスタッフが正直に自分の感じていることや考えていうことを表現できれば，相当な教育的効果があるだろう．

だが，実際にはなかなかそうはいかない．上の者からでなければ発言できなかったり，1人だけ目立つことを避けて，順番でなければ発言しなかったりする．指名されてようやく答える看護師もいる．それも上司の評価を気にしての発言であったり，ただ意見をいっているようでも，かげに派閥争いが潜んでいたり，集団で働いている看護師ならではの人間関係の難しさもそこに顔を出す．

英国で研修した精神病院では，外部から専門家を呼んでTグループと一般に呼ばれるスタッフのトレーニング・グループを行っていた．会議のようにかしこまった形ではなく，ソファや床に座り，自由に語り合っていた．外部

> ### 看護研究とデブリーフィング・セッション
> 　臨床看護師やセラピストは，さまざまに傷ついた人々を対象として働いているため，感情的に揺さぶられることが多く，二次的PTSDの危険性が高い．看護研究者も例外ではない．そのため，研究者にもデブリーフィングが必要だといわれるようになってきた．フィールドワークやインタビューでは，研究者といえどもあまりに悲惨な話にショックを受けたり，深刻すぎてうつに陥ったりすることは珍しくない．また，対象者に強い嫌悪感や怒りを抱いたり，逆に好意を抱いて苦しくなったりすることもある．
> 　そうした感情的な揺れも含めて研究で起こったことを研究者仲間やスーパーバイザーの集まる場所で，詳しく報告するのがデブリーフィング・セッションだ．私の研究室では，大学院の学生が1人ずつ週1回フィールドノーツやインタビュー・データをもとに，それぞれの体験を振り返る作業を行っている．ほかのメンバーの意見も聞いて，研究を進めるうえでの心理的障壁やバイヤスを取り除き，現実を見るめがねが曇らないようにするのだ．それと同時に，先輩の体験から後輩が学ぶ効果も大きい．あらかじめどんなことが起こるかがわかっていれば，むやみに自己嫌悪に陥ることも少なくなる．

の人がいたほうが，話しやすいこともあるのだろう．同僚の看護師はケンブリッジの町で行われているグループに参加していると言っていた．
　日本でもナースを対象としたエンカウンター・グループが開催されている．私自身，大学で「ナースのためのグループ研究会」や「事例検討セミナー」などのグループを毎月1回開催しているが，人数に限りがあり，だれでもどうぞとはいかないのが悩みだ．

あとがき

　本書は1998年1月に創刊された『精神看護』の第1巻第1号から15回にわたって連載されたステップアップ講座「グループワーク」をもとに大幅加筆し，まとめたものである．
　私は以前に，『ケースワーク・グループワーク』（共著，光生館）という本を書いたことがあるが，それはソーシャルワーカー向けのテキストだった．当時，グループワークは，ソーシャルワークの分野でこそ，ケースワーク，コミュニティ・オーガナイゼイションと並ぶ，主要な方法論の1つとされていたが，ほかの職種ではまだなじみのない言葉だった．そのため，グループワークといえばソーシャルワーカーの専売特許と思い込んでいる社会福祉の専門家がいたくらいだ．
　今では作業療法士も臨床心理士も医師も看護師も，みんなグループワークを行っている．専門職ですらない当事者たちもセルフヘルプ・グループを組織し，おおいに成果をあげている．しかも，グループワークは，多くの職種が協力して行うことは珍しくない．だから，ソーシャルワーカー用のグループワークのテキストとか，看護師用のグループワークのテキストとかがあるはずはなく，本質的にはどんな職種向けであってもそんなに内容は違わないはずなのだ．
　一方で，看護師に向けてのきちんとしたグループワークの解説書が必要だと，私はかねがね思っていた．それには3つの理由がある．まず第一に，事実上，看護師は毎日グループワークをしているのに，そのことを自覚している看護師が少ないということだ．
　第二に，本文で触れたように，看護教育のなかではグループワークが多用（乱用といってもよいかもしれない）されているということがある．授業でグループワーク，実習でグループワーク，就職して研修に出ればグループワーク…というわけで，グループに対するある特殊な態度が良くも悪くも植え付

けられているのだ.

　第三に,それほど多用されているにもかかわらず,看護教育のなかではグループについては理論も技法も公式には教育されていないということがある.看護師にとってグループがあまりに身近なせいか,グループワークについて特別に学ばなくてもわかる,できると思われているようなのだ.

　わが国の看護は,共感や傾聴といった概念にみられるように,カール・ロジャーズのカウンセリング理論の影響を大きく受けている.彼の始めたエンカウンター・グループに参加し,グループを体験的に学んだ看護師も少なくない.けれども,日本の看護教育カリキュラムのなかには,グループワークという科目はない.したがって教科書もない.グループとはどういうものなのか,グループワークの目的はなにか,といったことについて正式に教えられる機会は皆無なのだ.

　だから,看護師はグループについての具体的なことは,体験的に身に付けていくしかない.看護のほかの面では「見習い学習」は非科学的と嫌われ,体系化や理論化に向かっているというのに,ことグループワークとなると,いまだに「見習い学習」なのだ.そのせいか,例えば「グループ・ダイナミクス」という言葉1つとっても,本来の意味とは違って使われていることが多いようだ.どうやらグループに関する断片的な知識や専門用語が,意味があいまいなままに,ひとり歩きしてしまっているようなのだ.

　そういうわけで,看護師のためのグループワークの本を書くことにしたのだが,だからといって理論や技法をテキスト風にただまとめただけでは,なかなかグループの本質を伝えられないようにも思った.というのも,私が伝えたいのは,グループは特別なものではなく,ご飯と同じように毎日の生活のなかにあるものであること,グループをどうとらえるかは,人間とは何か,生きるとはどういうことかといった哲学(考え方)と密接につながっていること,だったからだ.

　特に看護師にとっては,特別な活動あるいは特殊な技法としてグループワークを学ぶよりも,ふだんの実践のなかにすでにグループがあり,グループワークを行っていることを知ることが大切だと思った.看護師も患者も,

日々そうしたみえないグループのなかで訳のわからないことが起こるのを目の当たりにし，どうしてそんなことが起こるのかがわからないままに悩み，葛藤しているからだ．

　そこで，理論はともかく，看護の文脈にそってグループワークについて書いてみることにした．特に実際に私が体験したグループワークの具体例を紹介し，こんなグループもありうるのかと思っていただければと考えた．

　結果として，グループワークのテキストというより，読み物といったほうがよいものになったようだ．手っ取り早くグループワークについてのハウツーを知りたい人には少々期待はずれかもしれないが，グループワークを学ぶのは，グループをうまく運営するためのテクニックを身に付けるためではないということを，このことからも理解してもらいたいと思う．

　また，本書のもととなった連載は，精神科で働く看護師を対象としており，精神科での実践を念頭に置いたものだが，ほかの診療科や地域など，さまざまな場で応用できる．むしろ，これまで日本の看護に決定的に欠けていたものなので，今後，積極的に取り入れてもらいたいと願うものである．

文献・注釈

1 グループワーク，その前に

1） 本書では，「集団」と「グループ」という2つの言葉が使われている．もちろん，集団を英語に訳せばグループとなるわけだから，日常語ではこの2つは同じものを指している．けれど，グループワークやグループセラピーを実践している人々のあいだでは，グループセラピーのセッションやグループ活動（グループワーク）そのものを，単に「グループ」と呼ぶことが多く，その場合のグループには一般的な意味での「集団」とは違うニュアンスが含まれている．例えば「グループを始める」とか「グループを休む」といった使い方をする．このように，グループはグループ活動そのものを指していて，目にみえるマスとしての集団を指すのではない．
2） 武井麻子，鈴木純一編（1998）：レトリートとしての精神病院．ゆみる出版．
3） 江副勉，小林八郎，西尾忠介，蜂矢英彦（1965）：精神科看護の研究．医学書院．
4） 寺沼古都，ほか（2001）：スイス"ファンタジーセラピー"体験をつづる．精神看護，4(2)，61-68．

2 グループワークとは何か

1） Herman, J. L.（1992）/中井久夫訳（1996）：心的外傷と回復．みすず書房．
2） Young, A.（1995）/中井久夫，大月康義，下地明友，辰野剛，内藤あかね訳（2001）：PTSDの医療人類学．みすず書房．
3） Putnam, F. W.（1997）/中井久夫訳（2001）：解離―若年期における病理と治療．みすず書房．
4） Social Skills Trainingの日本語訳は正式には社会的技能訓練だろう．しかし，生活技能訓練という呼び名で一般に広まっている．その理由は，この技法を日本に紹介し，導入したのが「生活臨床」と呼ばれる方法の流れをくむ人々だったことと関連していると思われる．
5） Liberman, R. P.（1989）/池淵恵美監訳（1992）：精神障害者の生活技能訓練ガイドブック．医学書院．
6） こうした肯定的な反応を返すことを「ポジティブ・ストローク」という．日本では，ただ拍手をすることと勘違いしている人もいるようだが，否定的な反応に慣れた障害者にとっては，肯定的に反応されること自体が治療的な体験となると考えられている．
7） 前田ケイ（1999）：ソーシャル・スキルズ・トレーニング．近藤喬一，鈴木純一編，集団精神療法ハンドブック所収．金剛出版，pp 131-142．
8） 石川准（1992）：アイデンティティ・ゲーム―存在証明の社会学．新評論．
9） 福島章（1988）：甘えと反抗の心理．講談社学術文庫．
10） Freud, S.（1921）/井村恒郎訳（1970）：集団心理学と自我の分析．改訂版フロイト撰集4，自我論，日本教文社．

11) スラブソンの著作は日本でも1950年代に医療少年院に勤務していた職員らの手によって翻訳されている．〔鈴木布美・沿道辰雄訳（1953）：『創造的集団教育』刑務協会，小川太郎，山根清道訳（1956）：『集団心理療法入門』誠信書房〕
12) Lewin, K.（1951）/猪股左登留訳（1956）：社会科学における場の理論．誠信書房．
13) Fairbairn, W. R. D.（1952）/山口泰司訳（1995）：人格の精神分析学，講談社学術文庫．

③ グループのちから

1) Freud, S.（1921）/井村恒郎訳（1970）：集団心理学と自我の分析，改訂版フロイト選集4, 自我論，日本教文社．
2) 古代ユダヤで人の罪を人に代わって神に償うために野に放たれた山羊（＝贖罪の山羊）から来た言葉で，集団の維持のために犠牲になるメンバーのことを指す．
3) Lewin, K.（1948）/末永俊郎訳（1954）：社会的葛藤の解決，東京創元社．
4) TグループのTはtraingの頭文字で，「人間関係訓練グループ（human relation training group）」または「対人的感受性訓練（interpersonal sensitivity traing group）のことを指す．
5) Sullivan, H. S.（1953）/中井久夫，山口隆訳（1976）：現代精神医学の概念，みすず書房．
6) Korchin, S. J.（1976）/村瀬孝雄監訳（1980）：現代臨床心理学，弘文堂．
7) 同時期に前に述べたスラブソンが「グループ・セラピー」という言葉を使っており，どちらが「グループ・サイコセラピー」という言葉の創始者かについては長い論争がある．モレノとスラブソンはともに国際集団精神療法学会の設立に貢献した．
8) ソシオメトリーはメンバー間の感情的交流を調査票を用いて数量的に測定し，集団の目に見えない構造を明らかにするものだ．レヴィンのグループ・ダイナミクスの研究で活発に用いられたが，わが国でも，治療チーム内の人間関係を測定し評価する研究などに用いられている．
9) Yalom, I.（1975）：The Theory and Practice of Group Psychotherapy, Basic Books, New York.
10) 子どもたちを集めて教育するために幼稚園や保育園，学校などが出来上がったのも，もとはといえば，この切磋琢磨することを期待してのことだったのだろう．けれども，今や学校はその機能を失い，いじめや不登校といった問題が噴出している．グループでの自由な人間交流によって人が成長し，互いに磨いていくことがグループワークの目的だとすれば，今の学校はグループワークの発想からはもっとも遠い位置にあるといえるのかもしれない．
11) Hewstone, M. Stroebe, W, Codol, J-P. and Stephenson, G. M.（1988）/末永俊郎，安藤清志監訳（1995）：社会心理学概論—ヨーロピアン・パースペクティブ2, 誠信書房．

4 グループの雰囲気
1) 土居健郎（1997）:「甘え」理論と集団.「甘え」理論と精神分析療法所収, 金剛出版.
2) Bion, W. R. (1961)/対馬忠訳（1973）グループ・アプローチ. サルマル出版社.
3) 鈴木純一(1989):集団精神療法, 土居健郎, 笠原嘉, 宮本忠雄, 木村敏責任編集, 異常心理学講座 9, 治療学所収.
4) 武井麻子(1989):治療共同体―患者から学ぶ. 武井麻子, 鈴木純一編集, レトリートとしての精神病院所収, ゆみる出版.
5) 寶田穂(1999):精神科病棟における患者間の援助行動の諸相. 日本精神保健看護学会誌, 8(1), 1-11.

5 グループの大きさ
1) Yolom, I. D., Vinogradov, S. (1989)/川室優訳（1991）:グループサイコセラピー―ヤーロムの集団精神療法の手引き, 金剛出版.
2) Rogers, C. (1978)/畠瀬稔, 畠瀬直子訳（1977）:人間の潜在力. 創元社.
3) Rogers, C. (1980)/畠瀬直子監訳（1984）:人間尊重の心理学. 創元社.

6 グループのバウンダリー
1) Lifton, R. J. (1976)/渡辺牧, 水野節夫訳（1989）:現代(いま), 死にふれて生きる―精神分析から自己形成パラダイムへ, 有信堂.
2) 武井麻子(1998):患者による八ミリ映画づくりの試み, 武井麻子, 鈴木純一編集レトリートとしての精神病院所収, ゆみる出版.
3) 荻野雅, 武井麻子, 星野芙美子(1995):青年期精神科病棟入院患者の小グループ活動の試み. 日本精神保健看護学会誌, 4(1), 31-36.

7 グループへの参加
1) 武井麻子（1985）:地域患者会の集団過程について. 季刊精神療法, 11(4), 367-373.

8 グループを観察する
1) Simons, J. (1979)/深町眞理子訳（1991）:コナン・ドイル. 東京創元社.
2) Anzieu, D. /福田素子訳（1993）皮膚―自我. 言叢社.
3) Sullivan, H. S. (1954)/中井久夫, 松川周二, 秋山剛, 宮崎隆吉, 野口昌也, 山口直彦訳（1986）:精神医学的面接. みすず書房.
4) Sullivan, H. S. /中井久夫, 山口隆訳（1976）:現代精神医学の概念. みすず書房.（1953）
5) Kahut, H. (1971)/水野信義, 笠原嘉監訳（1994）自己の分析. みすず書房.
6) Casement, P. (1985)/松井邦裕訳（1991）:患者から学ぶ―ヴィニコットとビオンの臨床応用. 岩崎学術出版社.
7) 前掲書 3)

10 グループの沈黙
1) Seligman, M.E.P. (1975)/平井久, 木村駿訳 (1985)：うつ病の行動学―学習性絶望感とは何か. 誠信書房.
2)「サボタージュ」というのは, 日本語の「サボる」の語源だが, 意味はだいぶ違っている.「仕事をしない」「義務を果たさない」というような消極的な意味ではなく,「業務を妨害する」という積極的な行為を指す.
3) Picard, M. (1949)/佐野利勝訳 (1964)：沈黙の世界. みすず書房.
4) Balint, M. (1968)/中井久夫訳 (1978)：治療からみた退行―基底欠損の精神分析―. 金剛出版.

11 分裂病者とグループ
1) 安永浩(1999)：個人精神療法と集団精神療法―特に分裂病圏の病態をめぐって. 近藤喬一, 鈴木純一編：集団精神療法ハンドブック. 所収, pp. 44, 金剛出版.
2) Schwing. G. (1940)/小川信男, 船渡川佐知子訳(1966)：精神病者の魂への道. みすず書房.
3) 中井久夫(1991)：関係念慮とアンテナ感覚―急性患者との対話における一種の座標変換とその意味について. 中井久夫著作集 4, 岩崎学術出版社.
4) Sacks, O. (1973)/石館康平・石館宇夫訳 (1993)：レナードの朝. 晶文社. この, 嗜眠性脳炎後遺症患者についての優れた臨床記録でもあるエッセイは, 1990 年, ロバート・デ・ニーロ主演で映画化され, 話題となった. 原題は"Awakenings（めざめ）"である.
5) 鷹野朋実：精神科社会復帰病棟における長期入院患者に対する看護者のグループワークの研究, 1995 年度日本赤十字看護大学大学院修士論文. この一部は「精神科慢性期病棟で行ったグループに対する看護者の応用」として日本精神保健看護学会誌, 10(1)95-109, に掲載.
6) Sawyer, P. A. (1996) "Designing an Inpatient Psychiatric Unit", in S. Lego, (ed.) 'Psychiatric Nursing：a comprehensive Reference' (2 nd ed.), Lippincott；NY.
7) 赤沢雪路：精神科急性期病棟における自然発生的グループの発展とその意味に関する研究, 2000 年度日本赤十字看護大学大学院修士論文.

12 グループで語る
1) 土居健郎 (1993)：注釈「甘え」の構造. 弘文堂.
2) Smith, P. /武井麻子, 前田泰樹監訳(2000)：感情労働としての看護. ゆみる出版.
3) Lifton, R. J. (1976)/渡辺牧, 水野節夫訳 (1989)：現代, 死にふれて生きる. ―精神分析から自己形成パラダイムへ. 有信堂.
4) Herman, J. L. (1992)/中井久夫訳 (1999)：心的外傷と回復. みすず書房.
5) 前掲書 4)
アルコールをはじめ, 薬物, ギャンブル, 買い物などの嗜癖や摂食障害など

をもつ，境界例や人格障害と診断された人々の多くが，度重なる身体的・性的・心理的虐待の被害者だといわれている．ハーマンは，こうした人々について複雑性心的外傷ストレス障害という診断名を提唱している．
6）竹内敏晴（1988）：ことばが啓かれるとき．ちくま文庫．

13 グループとしての病練

1）Clark, D. H.（1995）/蟻塚亮二監訳（1998）：ある精神科医の回想―戦争と青春の出会い，創造出版．
2）Clark, D. H.（1981）/秋元波留夫，北垣日出子訳（1982）：精神医学と社会療法，医学書院．
3）Clark, 前掲書1）
4）Winnicott, D. W.（1956）/北山修監修（1990）：反社会的傾向，児童分析から精神分析へ．ウィニコット臨床著作集II所収，岩崎学術出版社．
5）堀真一郎(1988)：ニイルと自由の子どもたち―サマーヒルの理論と実際．黎明書房．

14 グループ・マインド

1）Clark, D. H.（1998）"The Story of a Mental Hospital：Fulbourn 1958-1983". Process Press；London.
2）武井麻子（1985）：地域患者会における集団過程について．季刊精神療法，11(4)，367-373.

17 グループと教育

1）内閣府「青少年の社会的適応能力と非行に関する研究調査」2001年9月．これは公立中学と高等学校の生徒と補導された同年代の少年とを比較した調査で，前者を一般少年としている．

グループについてもっと学びたい人のための参考図書（日本語文献のみ）

集団精神療法
1) 近藤喬一，鈴木純一編（1999）：集団精神療法ハンドブック．金剛出版．
2) 鈴木純一（1989）：集団療法．上居健郎，笠原嘉，宮本忠雄，木村敏編『異常心理学講座Ⅸ治療学』所収，みすず書房．
3) Yalom, I. D. & Vinogradov, S. (1989)/川室優訳（1991）：グループ・サイコセラピー——ヤーロムの集団精神療法の手引き．金剛出版．
4) Kissen, M. (1976)/佐治守夫，都留春夫，小谷英文訳（1996）：集団精神療法の理論——集団力学と精神分析学の統合．誠信書房．
5) Roberts, J. & Pines, M. (1991)/浅田護，衣笠隆幸監訳（1999）：分析的グループセラピー．金剛出版．
6) Ganzarain, R. (1989)/高橋哲郎監訳（1996）：対象関係集団精神療法——対象・道具・訓練の基礎としてのグループ．岩崎学術出版社．
7) Bion, W. R. (1961)/対馬忠訳（1973）：グループ・アプローチ．サイマル出版社．
8) Anzieu, D. (1999)/榎本譲訳（1999）：集団と無意識——集団の想像界．言叢社．

エンカウンター・グループ/セルフヘルプ・グループ
1) Rogers, C. R. (1970)/畠瀬稔・畠瀬直子訳（1982）：エンカウンター・グループ．創元社．
2) 野島一彦（2000）：エンカウンター・グループのファシリテーション．ナカニシヤ出版．
3) 平山栄治（1998）：エンカウンター・グループと個人の心理的成長過程．風間書房．
4) 國分康孝編（1992）：構成的グループ・エンカウンター．誠信書房．
5) 平野かよ子（1995）：セルフ・ヘルプグループによる回復——アルコール依存症を例として．川島書店．
6) Katz, A. H. (1993)/久保紘章監訳（1997）：セルフヘルプ・グループ．岩崎学術出版社．
7) 久保紘章，石川到覚（1998）：セルフヘルプ・グループの理論と展開——わが国の実践をふまえて．中央法規出版．
8) 岡知史（1999）：セルフヘルプ・グループ——わかちあい・ひとりだち・ときはなち．星和書店．
9) 近藤喬一（1999：うつを体験した仲間たち——うつ病のセルフヘルプグループ実践記．星和書店．

サイコドラマ/心理劇
1) Kellermann, P.F. (1996)/増野肇・増野信子訳（1998）：精神療法としてのサイコドラマ．金剛出版．

2）Fox, J. (1980)/磯田雄一郎訳（2000）：エッセンシャル・モレノ―自発性・サイコドラマ・そして集団精神療法へ．金剛出版．
3）増野肇（1990）：サイコドラマのすすめ方．金剛出版．

ソーシャルスキル・トレーニング（SST）/生活技能訓練
1）Liberman, R.P. (1989)/池淵恵美監訳（1992）精神障害者の生活技能訓練ガイドブック．医学書院．
2）東大生活技能訓練研究会編（1995）：わかりやすい生活技能訓練．金剛出版．
3）安西信雄監修（1990）：生活技能訓練基礎マニュアル．創造出版．

グループワーク
1）Conyn, R.K (1985)/馬場禮子監訳（1989）：ハンドブック・グループワーク．岩崎学術出版．
2）武井麻子，春見靜子，深澤里子（1994）：ケースワーク・グループワーク．光生館．
3）武田建，大利一雄（1980）：新しいグループワーク．日本YMCA同盟出版社．

治療共同体
1）武井麻子，鈴木純一編（1998）：レトリートとしての精神病院．ゆみる出版．
2）Jones, M. (1968)/鈴木純一訳（1976）：治療共同体を超えて．岩崎学術出版社．
3）Clark, D.H. (1981)/秋元波留夫・北垣日出子訳（1982）：精神医学と社会療法．医学書院．
4）Goffman, E. (1961)/石黒毅訳（1985）：アサイラム．誠信書房．

その他
1）Perls, F. S. (1976)/倉戸ヨシヤ監訳（1990）：ゲシュタルト療法―その理論と実践．ナカニシヤ出版．

さくいん

3点観察法　80
AA　14
Identified Patient（IP）　149
IP　149
IP役割　150
SST　15
Tグループ　14

あ
アイデンティティ　19
アイデンティティ管理　19
「あ・うん」の呼吸　9
アカウンタビリティ　112
麻原彰晃　25
甘え　97
アルコール依存症　14
安全保障感　19
アンテナ感覚　38
アンビバレンス　51

い
石川　准　19
いじめ　20
以心伝心　111
依存の基本仮定　36
一対一の治療関係　27
今，ここで（here & now）　47
医療の静かな革命　14
容器としてのグループ　58
インシュリンショック療法　6
院内寛解　7

う
うちらのグループ　157
うつ　96

うつ病　14

え
エゴ・アイデンティティ　19
エンカウンター・グループ　13
エンターテイメント　89

お
オウム真理教　19
オープン・スタンス　134
オブザーバー　77
音声学的なサイン　76

か
カール・ロジャーズ　13
ガールスカウト　13
外傷性の障害　116
回転ドア症候群　7
開放化　134
解離　14
隠された感情　66
過去に向かう反省　113
家族　27
　——の救助信号　150
家族面接　152
家族役割　148
課題達成　36
カタルシス（浄化）　29
葛藤　17
看護師組織　5
看護研究　163
観察　72
ガンザレイン　47
患者会　66
患者として認められた人　149

患者の依存願望　85
感受性訓練　14
感情
　——の容器　79
　——を言葉にする　112
感情的体験　17
感情鈍麻　41
カンファレンス　4
関与しながらの観察　77

き

希望　28
基本仮定　36
基本仮定グループ　36
基本的信頼感　115
急性期　103
救世主妄想　95
教育的なグループワーク　161
境界　54
教会　20
共感　28,79
凝集性　32
きょうだい葛藤　150
共同住宅　130

く

空気　34
口下手な人　118
クライシス・グループ　63
クリティカル・インシデント　113
グループ
　——の意識的次元　36
　——の大きさ　50
　——の記録　140
　——の時間の長さ　59
　——の沈黙　91
　——の無意識的次元　36
　——のもつ治療的因子　28
グループ・アイデンティティ　19
グループ・アナリシス(集団分析)　36
グループ・インタビュー　14

グループ・カウンセリング　13
グループ・サイコセラピー　13,27
グループ・ダイナミクス　21
グループ・プロセス　17
グループ・マインド　132
グループ現象　36
グループ心理(メンタリティ)　24
グループ・セラピスト(GT)　27
グループワークの定義　12
グループワークの目的　13
クローズド・スタンス　134
軍隊　25

け

芸術療法　8
ケースワーク　12
ゲシュタルト療法　13
化粧　74
結核患者のグループ　27
言語的交流　17
ケンブリッジ精神科リハビリテーショ
　ン・システム(CPRS)　121

こ

コ・リーダー　89
講義　155
向精神薬　6,41
行動化　94
交流分析　147
コ・コンダクター　89
個人の自由　10
コナン・ドイル　73
「この指とまれ」方式　56
コフート　79
個別看護　11
コミュニティ　20
コミュニティ・ミーティング　53
コミュニティ変革　14
孤立無援　30
コンセンサス(全体の同意)　129
コンダクター　46,81

コンフロンテーション　86

さ

罪悪感　114
サイコドラマ　13
作業グループ　36
作業療法　6
作業療法士　6
サマーヒル・スクール　130
サヴァイバー(生存者)　114
サブ・グループ　50
サリヴァン　26

し

シェアリング(分かち合い)　147
シェルタード・ワークショップ(保護工場)　121
自我同一性(エゴ・アイデンティティ)　19
シクロ　53
自己啓発セミナー　13
自己実現　17
自己紹介　47
自己表現　159
施設病(インスティテューショナリズム)　121
自然発生的グループ　55
実習カンファレンス　160
実存的因子　30
シナノン・アプローチ　146
シャーロック・ホームズ　72
社会的風土　26
社会復帰病棟　7
社会療法　120
ジャンケン　129
シュヴィング　103
修正感情体験　30
集団活動　6
集団幻想　21
集団行動　8
集団精神療法　8

集団同一性(グループ・アイデンティティ)　19
集団の心理　20
小グループ　2, 51
小集団を利用した生産性向上運動　8
情報　28
情報処理　102
初期の家族関係の修正的繰り返し　30
職業訓練　13
ジョゼフ・プラット　27
神経症的なしぐさ　94
身体感覚　37
心的外傷後ストレス障害(PTSD)　14
心的感覚麻痺状態　114
親密さ　29
心理劇　27
診療報酬制度　10

す

スーパーヴィジョン　142
スケープゴート　26
鈴木純一　2
スタッフ・ミーティング　96
ストーリーを読み取る　145
スラブソン　20

せ

生活指導　6
生活療法　5
成熟した依存関係　22
精神病院批判　6
精神分析的精神療法　27
生存者(サヴァイバー)　114
世界保健機関(WHO)　123
摂食障害　14
セッティング　46
説明責任　112
セルフケア尺度　6
セルフヘルプ・グループ　13
セルフヘルプ運動　21
「世話役」の役割　148

全開放 123
専制型のリーダーシップ 26
全体主義 10
全体としてのグループ 35

そ

躁的防衛 40
ソーシャル・スキルズ・トレーニング 15
ソシオメトリー 27
組織開発 14
存在証明 19
存在すること 62

た

第一の課題(プライマリ・タスク) 17
大グループ 50
体験グループ 46
対人関係の改善 13
対人交流 13
対人的葛藤 121
第二の課題(セカンダリ・タスク) 18
竹内敏晴 117
多数決 125
ダンス/ムーブメント療法 8

ち

地域 130
小さな社会 26
チームワーク 10
中グループ 50
治療共同体 1
治療共同体的アプローチ 96
治療共同体プロパー 124
治療構造 124
治療者の「透明性」 116
治療的環境 69
沈殿 6

て

デイケア 14
ディビッド・クラーク 1
デイルーム 63
デブリーフィング・グループ 114
デブリーフィング・セッション 163
電気ショック療法 6
伝統行事 20

と

同一化 25
投影 80
投影同一化 79
闘争-逃避の基本仮定 36
トレーニング 46

な

中井久夫 37
仲間意識 13
ナチス・ドイツ 21

に

ニイル 130
日本集団精神療法学会 27
日本人の集団主義 8
人間関係の改善 3
人間関係のパターン 26
人間主義的な哲学 17
人間中心アプローチ 13
人間的成長 13

ぬ・の

盗み 127
望ましいグループワークの条件 138

は

バージニア・サティア 149
ハーフウェイ・ハウス 84
バウンダリー 54
話しかけのレッスン 117
「話す人」と「話さない人」 49
場の社会的文脈 42
母親的愛情 127

派閥抗争　18
バリント　98
反省会　113
反精神医学運動　6
万能感　88

ひ

ピア・グループ　141
ピーマン・グループ　39
ヒーロー役　149
ピエロ　149
ビオン　36
非言語的要素　37
非行少年　13
ヒットラー　26
ビデオ　145
皮膚　54
皮膚感覚　37
病院組織　124
病棟ミーティング　52
ピラミッド型の階層構造　124

ふ

ファシリテーター　83
ファンタジーセラピー　8
フィードバック　29
フェアベーン　22
物理的心理的環境　58
普遍性　28
プライマリ・ナース制度　10
フルボーン病院　120
プレ・ミーティング　142
フロイト　20
雰囲気　26

へ

ペアリング(対の形成)の基本仮定　36
米国集団精神療法学会　20
ベイシック・エンカウンター・グループ　54
ベトナム帰還兵　14

ほ

放任型のリーダーシップ　26
ボーイスカウト　13
ホステル病棟　122
ボディ・ワーク　54

ま

マインドコントロール　32
マズロー　17
マックスウェル・ジョーンズ　1

み

水を差す　89
見放される恐怖　93
未来に向かう反省　113
民主型のリーダーシップ　26

む・め・も

無意識のコミュニケーション　79
面接　12
モレノ　20
問題患者　101

や

ヤーロム　28
薬物嗜癖　146
安永　浩　104

ゆ・よ

ユーザー(利用者)　84

り

リーダー　46
　──のパーソナリティ　27
　──の輪番制　115
　──への依存　36
　──への攻撃　36
リハビリテーション　14
リフトン　114

れ・ろ

レヴィン　21
レクリエーション活動　6
レビュー　2
ロボトミー大脳切除術　6

わ

和　35
ワークショップ　27
若衆宿　20
われわれ意識　32

●著者紹介

武井麻子(たけいあさこ)
東京大学医学系大学博士課程修了．精神衛生学専攻．修士課程在学中から千葉県の民間精神病院，海上寮療養所にて看護師・ソーシャルワーカーとして勤務．現在は，日本赤十字看護大学名誉教授．日本集団精神療法学会理事長および同学会認定グループスーパーヴァイザー．援助職者のためのコンサルタントとして Office-Asako を開設（http://www7b.biglobe.ne.jp/~office-asako）．

▶主な著訳書：『レトリートとしての精神病院』編著・ゆみる出版，『精神看護学ノート』医学書院，『感情労働としての看護』監訳・ゆみる出版，『感情と看護-人とのかかわりを職業とすることの意味』医学書院，『ひと相手の仕事はなぜ疲れるのか-感情労働の時代』大和書房，『系統看護学講座 精神看護学[1]・[2]』著者代表・医学書院，『グループと精神科看護』金剛出版，など．

▶趣味は読書と TV ドラマの鑑賞．今は，北欧ミステリと数独にはまっている．